Beck'sche Reihe
BsR 352

Wechseljahre: Alter, Verlust der Weiblichkeit, Depressionen, Hitzewallungen, Hormonmangel – oder Auftakt in eine neue schöpferische Lebensphase? Humorvoll und offen beschreibt die Schweizer Psychologin Julia Onken ihre eigenen Erfahrungen. Sie begibt sich auf Entdeckungsreise, liest Bücher, fragt andere Frauen, horcht in sich hinein und lernt schließlich den tiefen Sinn der Wechseljahre verstehen: „Die Zeit der körperlichen Mutterschaft ist vorbei, die geistige Mutterschaft beginnt."

Julia Onken, geb. 1942, dipl. Psych., leitet Selbsterfahrungskurse und praktiziert als Psychologin in Kreuzlingen (Schweiz). Von ihr erschienen außerdem: Geliehenes Glück. Ein Bericht aus dem Liebesalltag (BsR 455); Vatermänner. Ein Bericht über die Vater-Tochter-Beziehung und ihren Einfluß auf die Partnerschaft (BsR 1037).

JULIA ONKEN

Feuerzeichenfrau

Ein Bericht
über die Wechseljahre

VERLAG C.H.BECK MÜNCHEN

Die Gedichte ohne Verfasserangaben
stammen von der Autorin des vorliegenden Buches

Die Deutsche Bibliothek – CIP-Einheitsaufnahme

Onken, Julia:
Feuerzeichenfrau : e. Bericht über d. Wechseljahre / Julia
Onken. – 156.–185. Tsd. – München : Beck, 1994
(Beck'sche Reihe ; 352)
ISBN 3 406 32966 7
NE: GT

ISBN 3 406 32966 7

156.–185. Tausend. 1994
Umschlagentwurf: Uwe Göbel, München

Gesamtherstellung: C. H. Beck'sche Buchdruckerei, Nördlingen
Gedruckt auf säurefreiem,
aus chlorfrei gebleichtem Zellstoff hergestelltem Papier
Printed in Germany

Inhalt

I. Teil: Erlebnisbericht

II: Teil: Tagungsbericht

I. Teil
Erlebnisbericht

1. Der Sommer kracht aus allen Fugen

Das Frühjahr kommt. Wach auf, du Christ!
Der Schnee schmilzt weg. Die Toten ruhn.
Und was noch nicht gestorben ist
Das macht sich auf die Socken nun.
Bertold Brecht

Angefangen hat es mit den Schuhen. Stets hegte ich eine besondere Vorliebe für extravagantes, kompliziertes Schuhwerk. Daß dies höchst unbequem war, störte mich keineswegs. Die Hälfte meines Lebens verbrachte ich ohnehin in Schuhen, welche um eine Nummer zu klein waren. Mit 16 entschloß ich mich für die Nummer 38 und dabei blieb's. Beim Anprobieren wäre mir nie die Idee gekommen, selbst bei heftigstem Kneifen und Stechen nicht, eine größere Nummer zu wählen, um mir etwas mehr Raum zu gönnen. Die Welt der Schuhe hörte für mich bei Nummer 38 auf, basta. So kaufte ich mir also Schuhe – zu klein –, in denen ich weder gehen noch stehen konnte.

Anläßlich eines Theaterbesuches: Ich stelzte mit brettharten Dingern an den Füßen durchs Foyer, als ich jäh erstarrte und mich nicht mehr von der Stelle rühren konnte. Da stand ich mit brennenden Fußsohlen und biß auf die Zähne. Ich raffte meinen ganzen erbärmlichen Mut zusammen und sprach in mühsam gespielter Kühnheit einen Mann in fein gebügelter Kleidung an – der mir dennoch kräftig genug schien – und ersuchte ihn, meine Leibesfülle durchs Foyer zu tragen. Er, obwohl vom Scheitel bis zur Sohle ganz und gar kavalierhaft, ein Gentleman also, der wie ein Roboter gesellschaftlichen Riten unterworfen ist, wollte jedoch keineswegs.

Solche und ähnliche Ereignisse vermochten mich dennoch nicht zum Kauf größerer Schuhe zu veranlassen.

Die Schaufenster der Schuhgeschäfte wirkten geradezu magnetisch auf mich. Und bis vor kurzer Zeit interessierte ich mich ausschließlich für jene Ecke, in der die eleganten und ausgefallenen Modelle standen; die Mutter- und Tantenmodelle (wie ich sie für mich benannte) würdigte ich hingegen keines Blickes. Mit Verachtung schaute ich über sie hinweg. Einer alleinstehenden Bekannten gab ich spöttelnd den Rat, ihre Füße nicht länger in venezianischen Gondeln unterzubringen, falls sie nicht bis an ihr Lebensende allein bleiben und versauern wollte.

Ich witzelte mit zunehmendem Eifer über die biologisch-dynamischen Tretminen in vegetarischem Naturleder, und während meine äußere Abwehr immer heftiger wurde, streifte mein Blick gelegentlich wie zufällig jene fraglichen Objekte. Auf dem Gipfel meines Gespötts ereilte mich, quasi durch die Hintertür, eine unbändige, unbezähmbare Sehnsucht nach einer jener butterweich gefederten, breiten Erzbequemen. Ich befürchtete jedoch, meine Füße würden sich nach einer einmaligen genüßlichen Lagerung bis in alle Ewigkeit weigern, sich jemals wieder in zu enge, zu kleine, bockharte Schuhe hineinpferchen zu lassen.

So zögerte ich den ersten verhängnisvollen Kauf so lange hinaus, bis ich mich dem immer stärker werdenden Drängen nicht länger zu widersetzen vermochte und ich an einem regnerischen Oktobermorgen mein allererstes Paar erstand: In rehbraunem Wildleder, Größe 39! In diesen Schuhen konnte ich nicht nur mühelos, sondern beinahe tänzelnd beschwingt gehen. Dies im Alter von 42 Jahren! Meine sonst übliche Betrachtungsweise, die Sicht von außen, kümmerte mich erstaunlicherweise überhaupt nicht mehr. Ein mutiger Blick in den Spiegel, welcher mir um einiges weniger schwungvolle Beine zurückmeldete, konnte mich, angesichts des samtpfotigen Wohlgefühls meiner Füße, nicht mehr umstimmen. Das war der erste, deutliche Auftakt einer Veränderung.

Etwa zur gleichen Zeit zeichnete sich in einem andern Bereich eine ähnliche Verlagerung meiner Sichtweise ab.

Fünfundzwanzig zähe Jahre hielt ich Diät, zählte Kalorien, hungerte, fastete. Sämtliche Abmagerungskuren, die im Laufe der Zeit entwickelt wurden, mitsamt den Modekuren, die wie Pilze aus den Frauenzeitschriften schossen, hatte ich ausprobiert, durchlitten.

Ein trostloses Dasein. Ich lebte bei jedem verlorenen Gramm in ständigem Hoffen, daß es sich niemals mehr an mich anhafte, in stetem Bangen um die „dazugewonnenen", sie möchten sich doch wie unerwünschte Sonntagsbesucher baldmöglichst wieder aus dem Staub machen. Gelang es mir schließlich, nach mühsamem Ringen und Kämpfen, etwas von dem mir so verhaßten Fett loszuwerden, so mußte ich nicht lange warten, und schon gesellten sich, nach Beendigung der Diätzeit, prompt zusätzlich zu dem mühsam Abgehungerten noch ein paar neue Trostpflästerchen dazu. Ein endloser Kreislauf. Ein endloser Kampf. Kampf, es zu erreichen, festzuklammern, Kampf, es zu behalten, um es mit absoluter Sicherheit wieder zu verlieren. Selbstvorwürfe bezüglich Willensschwäche und dergleichen, Labilität und Inkonsequenz. Aufwendig. Kostspielig. Verhängnisvoll. Demütigend.

In meinem Kleiderschrank führte ich mindestens drei verschiedene Kleidergrößen. Die größte trug ich am häufigsten, die mittlere phasenweise, die kleinste, von der ich die reichhaltigste Auswahl besaß, selten. Einige Modelle konnte ich überhaupt nie tragen. Dort hing das Preisschild als Mahnmal eines verlorenen Kampfes.

Seit meinem zwanzigsten Lebensjahr zwang ich mich, um der Wahrheit ins Auge zu blicken, täglich auf die Waage. Darüber hinaus zwang ich mich, um mir selbst zu beweisen, daß ich dennoch über ein winziges Quentchen an Willensstärke und Disziplin verfügte, täglich mein Gewicht in einer von mir eigens dafür angefertigten Tabelle einzutragen. Jeden Morgen vor dem Frühstück hatte ich diesen verhängnisvollen Schritt auf die Waage hinter mich zu bringen. Meist mit schwerer Schuld vom sündigen Essen beladen, beschämt, in geduckter Schinderkarrenhaltung, führte ich mich selbst zum Schafott. Nur daß meine Hinrichtungsmaschine weit unbarmherziger ist und nicht mit der Endgültigkeit des Fallbeils präzis und blitzschnell die Erdenqual abtrennt, sondern lebenslang weiterfoltert, quält, und daß man mit dieser Pein mausallein fertigwerden muß, denn kaum jemand, der dies nicht aus eigenem Erleben kennt, weiß um diese Not.

Nun, um mich dieser unbeschreiblichen Folter nicht mit Haut und Haaren auszuliefern, ersann ich im Lauf der Jahre eine kleine heimliche List. Ich schaffte mir verschiedene Waagen an. Eine davon, die wichtigste von allen, war eine alte Federwaage, ausgeleiert und deshalb erfreulicherweise ungenau. Ich konnte sie also mühelos um einige Kilogramm irreführen, hatte ich mich doch lediglich auf die äußerste Ecke der Stehfläche zu stellen, das Gewicht leicht nach hinten zu verlagern, und schon zeigte die Waage freundlichere Resultate. Zwar ging ich nie so weit, mich etwa mit einer Hand irgendwo abzustützen oder gar ein Bein entlastend auf den Badewannenrand zu stellen. Nein, so weit ging ich nicht. Das hätte nun doch meinem Hang nach Wahrhaftigkeit gänzlich widerstrebt. Daneben besaß ich noch eine Waage mit Gewichtsschieber, wo ich also das Gewicht bis auf 10 Gramm genau einstellen konnte. Ursprünglich hatte diese Waage als Kartoffelwaage eine harmlose Fracht gewogen. In meinem Besitz bekam sie einen violetten Anstrich und dann die unehrenhafte Funktion, Menschenfleisch vor oder nach der Mast abzuwägen. Diese Waage benutzte ich allerdings äußerst selten, ausschließlich in spärlichen Erfolgsphasen, in welchen ich mir präzise Gewichtsangaben leisten konnte. Als dann die Digitalwaagen auf den Markt kamen, schöpfte ich kurzfristig die Hoffnung, mit diesem neuartigen Instrument lasse sich das allmorgendliche Schockergebnis etwas abschwächen, hoffte ich doch, es ginge mir damit wie mit den Digitaluhren. Dort muß ich die Zahlen der Zeitangabe zuerst bildhaft in meiner Vorstellung auf das Zifferblatt einer mir altgewohnten Uhr übertragen, um zu verstehen, wie spät es nun ist. Nachdem ich aber nach Benützung der Waage stets vergaß, diese auszuschalten, weshalb die Batterien immer leer waren, begrub ich auch diese Hoffnung.

So war denn die Waage für mich Drehscheibe meines Lebens, Orientierungspunkt, Weltachse, absolute Herrscherin über mein Wohlbefinden. Kein Wunder also, wenn ich zusehends den Kontakt zu meinen Körperempfindungen verlor. Ich wußte effektiv nicht, ob ich mich wohl fühlte, ob es mir gut ging, bevor ich mich auf die Waage gestellt hatte, denn dort orientierte ich mich ausschließlich. Es war mir deshalb auch nicht möglich zu wissen, wie ich mich fühlte, bevor ich nicht meine Waage danach befragte:

Waage, Waage sag rasch an,
wie ich mich heut' fühlen kann.

Geht's mir gut, geht's mir schlecht?
ist mir kalt, ist mir heiß?

Wer ist die Dickste hier in der Schweiz?

Meist donnerte sie unbarmherzig:

Hundsmiserabel geht es dir,
du bist in der Tat die Fetteste hier!

Oder sie spöttelte verächtlich:

Was fragst du mich denn immerzu,
heut' hast du abgenommen zwar,
doch ist vom Film der dickste Star
noch tausendmal schlanker als du!

Sie hatte immer etwas an mir herumzumeckern, selbst dann, wenn ich mich nur um wenige Pfunde vom paradiesischen Idealgewicht entfernt aufhielt. Ich konnte es ihr nie recht machen!

Ohne die Waage zu befragen, hätte ich jedoch nicht beurteilen können, ob ich zu- oder abgenommen hatte. Die Orientierung in mich selbst hatte ich total verloren. Das leidige Kalorienzählen unterstützte mich darin vorzüglich. Körperempfindungen wie Hunger oder Sattsein waren für mich so weit entrückt und nicht mehr eine Frage des Körpergefühls, sondern eine Frage des Zusammenzählens der bereits einverleibten Kalorien. Leben in Zahlen und Kolonnen. Fahrplandasein! Eingeengt, zusammengedrückt, lebend begraben im Diätsarg. Da wird der Lebensinhalt reduziert auf das Entdecken möglichst kalorienarmer Nahrungsmittel, um seinem Körper ein Schnippchen zu schlagen. Man tauscht unter Freundinnen die neusten Ergebnisse aus, unterhält sich stundenlang über Schlankheitskuren. Frauenzeitschriften sind voll von Ratschlägen und erfolgversprechenden, soeben entdeckten Wunderkuren, mit denen sich im Schlaf das Fett abwerfen läßt. Ich gehörte auch zu jenen Frauen, die in der Handtasche stets ein Döschen mit künstlichem Süßstoff bei sich trugen, um die unterwegs genossene Tasse Kaffee oder Tee mit synthetischer Süße genießbar zu machen und zugleich öffentlich ihre erbärmliche Lebensphilosophie zu zelebrieren.

Eines Tages kam eine junge tablettenabhängige Frau in meine Praxis, sie wolle unbedingt von diesen verdammten Tabletten herunter, da sie davon häßliche Augensäcke bekommen habe und ein aufgedunsenes Gesicht obendrein. Sie wolle aber nicht etwa in Problemen herumgrübeln, die ihr ohnehin schon zum Hals heraushingen, davon wolle sie nichts mehr wissen, sie wolle lediglich ihr früheres Gesicht, das sehr hübsch gewesen sei, wieder erlangen, und deshalb müsse sie von dem Pharmagift los. Nach einem erfolglosen Gespräch, in welchem ich ihr den Zusammenhang klarmachen wollte zwischen Ursache und Symptom, ging sie wütend davon. Sie sei wohl an die falsche Adresse geraten, nun ginge sie eben zu einem Schönheitschirurgen und lasse sich auf diese Weise wieder zurechtmachen. Nach diesem Gespräch war ich völlig erledigt. Betroffen. Hilflos. Wütend! Verschiedene Gefühle jagten durcheinander. Nun, ich bin davon überzeugt, daß jeder, der sich, sei es beruflich oder privat, mit den Problemen anderer Menschen beschäftigt und sich damit auseinandersetzt, darin auch unmittelbar seinen eigenen Problemen begegnet. Zuweilen etwas verschlüsselt, manchmal spiegelbildhaft oder wie durch ein Vergrößerungsglas überdeutlich. Wenn wir genau hinschauen und zugleich in uns hineinlauschen, können wir dabei sehr viel über unsere eigenen Schwierigkeiten erfahren.

So mußte ich denn auch nicht lange überlegen. War ich nicht genauso oberflächlich, nach Äußerlichkeiten orientiert wie diese Ratsuchende? Ja, ich zeigte eine gewisse Bereitschaft, mich mit den Hintergründen auseinanderzusetzen, die letzlich zu meinem Übergewicht führten, aber lediglich mit dem einen Ziel vor Augen: Schlankheit zu erreichen. Und das ist im Grunde genommen keine ernsthafte Motivation, dreht es sich ja ausschließlich um die Beseitigung der Symptome. In diesem Moment wurde mir sonnenklar: Solange ich nach einem derart äußerlichen, peripheren Ziel jage, werde ich niemals an die eigentlichen Ursachen gelangen und diese lösen.

Plötzlich kam ich mir unbeschreiblich töricht und dumm vor, wie wenn ich mir nun über zwei Jahrzehnte lang den Kopf darüber zerbrochen hätte, wie ich die Kontrollampe am Armaturenbrett meines Autos, welche warnend rot aufleuchtet und mich auf einen Defekt aufmerksam machen möchte, wohl am besten zum Erlöschen bringen könnte. Symptombekämpfung heißt nichts anderes, als die aufleuchtende Lampe herausschrauben, zukleben, überdecken und mit dem defekten Motor weiterfahren. Falls dann wieder etwas anderes einen darauf aufmerksam machen will, daß etwas nicht stimmt, dann beseitigt man auch dieses Zeichen.

Nun hatte ich von dieser Betrachtungsweise restlos genug, und ich konnte gar nicht richtig verstehen, weshalb ich mich so lange Jahre auf diese oberflächliche Art durchs Leben geschlagen hatte. Ebensowenig konnte ich verstehen, weshalb ich nun plötzlich begann, diese Dinge von einer andern Sicht aus zu betrachten.

Ich wollte endlich lernen, mich in mir zu orientieren, in meinem Körper. Ich wollte mich endlich um die Inneneinrichtung meines Körperhauses kümmern, Ordnung machen, aufräumen und es mir so behaglich wie nur möglich einrichten. Das heißt, daß sich meine Orientierung von außen, von der Waage, vom Kalorienzählen nach innen verlagerte.

Dann packte ich sämtliche Waagen in eine alte Kiste, stellte sie in den Garten, es regnete gerade in Strömen, um sie in der folgenden Woche dem Sperrmüll zu übergeben. Über den Regen freute ich mich herzhaft: Geschieht diesen ekelhaften Peinigern ganz recht, daß sie nun durchnäßt, in Gesellschaft mit moderndem Gartenabfall auf ihren unehrenhaften Abtransport warten müssen! All die Jahre der Pein, der gnadenlosen Konfrontation mit dieser unsäglichen Demütigung, sich derart vor einem solchen unansehnlichen Stück seelenloser Technik in die Knie zwingen zu lassen, reumütig gute Vorsätze versprechend, wie ein unartiges Kind, welches trotz Ermahnung der Erwachsenen immer wieder nascht, bettnäßt, schwindelt und es einfach nicht lassen kann, beschämt vor der Anklagebank steht, auf einem jämmerlichen Metallfleck. Mögen diese Dinger elend zugrunde gehen!

Als nächstes teilte ich es „ihm" mit. Gut. Ich wußte um seine besondere Vorliebe für eher rundlichere Frauen, sein Angezogensein durch Weiches, Mollig-Wohliges. Er sagte oft: „Mager bin ich selbst!" Dennoch wußte ich nicht, wie er wohl darauf reagieren würde, wenn sich meine Rundungen immer praller aufbäumten, vielleicht wie bei einem satt aufgepumpten Schlauchboot. Ohne sichtbare Erregung teilte ich ihm mit, daß ich mit allergrößter Wahrscheinlichkeit in den kommenden Wochen und Monaten aufgehen werde wie ein Hefeteig. Falls ihm dies nicht passe, gäbe es genügend Frauen auf der Welt, welche ihre latente Eßsucht mit eiserner Symptombekämpfung in Schach hielten, ich wäre zu dieser Dummheit nicht länger bereit, mein Übergewicht sei nichts weiter als ein aufmerksamer, lieber Freund, der mich darauf aufmerksam machen möchte, daß sich in mir etwas im Ungleichgewicht befinde. Ich wolle nun endlich die wahren Hintergründe erforschen, an den Ursachen arbeiten, der Rest gäbe sich dann schon von selbst, ich hätte die Nase von diesem albernen Herumfasten gestrichen voll, ich wolle endlich zu mir heimkehren, zu mir finden, mich in mir orientieren, schließlich sei ich kein Schlachtkaninchen, welches stets gewogen werden müsse. Ich hatte mich so richtig in meine Selbstsicherheit hineingesteigert und genoß dieses Gefühl der Unabhängigkeit in vollen Zügen. Ich fühlte mich großartig, und wie noch nie zuvor in meinem Leben spürte ich, wie ich zu mir, zu meiner ganz individuellen Persönlichkeit, wie auch immer, stand, bereit, selbst den geliebten Mann ziehen zu lassen, falls er mich so, wie ich bin, oder wie ich mich entwikkeln würde, nicht mehr lieben könnte.

Und das war für mich absolut neu. Ich hatte eine besondere Fähigkeit, mich den Vorstellungen anderer präzis anzupassen, mich zu vergessen, Wünsche anderer aufzunehmen, diese zu erfüllen, während ich nicht einmal meine eigenen Bedürfnisse wahrzunehmen vermochte. Wie wenn ich nur nach außen blickte und dabei vergaß, daß ich auch noch da wahr. Rasch wirkte sich diese Veränderung auf meine übrigen Kleidungsgewohnheiten aus. Jahrelang hatte ich ein aufwendiges Tamtam betrieben. Nichts war mir ausgefallen genug gewesen. So hatte es durchaus geschehen können, daß ich bei Einladungen in engen Klamotten erschien, die jegliches Sitzen verunmöglichten, und zudem Schuhe anhatte, die ich eigentlich nur mit hochgelagerten Beinen ertragen konnte. Mit einer unkontrollierbaren Leidenschaft für alles, was glänzte und glitzerte, vereinfachte ich mir die Situation auch nicht, schmückte ich mich doch reichlich mit Tand und Geschmeide aller Art, am liebsten in übergroßer, wuchtiger Ausführung: Ohrringe wie Christbaumkugeln, faustgroße Broschen, schwere Ketten und Ringe, die kleinsten wie Femina-Pralinen von Cailler. Nun waren die Jahre der Qual, eingezwängt in zu enge Bekleidungsstücke, vorbei. Genug gelitten in steifen, störrischen, luftundurchlässigen Textilien! Alles, was kniff und zwickte, flog aus dem Kleiderschrank raus.

Was war geschehen, daß sich nun plötzlich diese Veränderung, dieser Wechsel einstellte? Wie wenn ich von meiner Angewohnheit, mich von außen zu betrachten, zu definieren, umgestiegen sei, um mich von innen her zu orientieren. Es kam mir so vor, als ob ich bis dahin lediglich der Fassade meines Hauses Beachtung geschenkt hätte und nun anfinge, mich um die Inneneinrichtung zu kümmern.

In diese Zeit fiel noch eine andere Begebenheit, die ich zunächst nicht einordnen konnte. Ein langer, heißer und anstrengender Sommer neigte sich dem Ende zu. Ich war froh, die lähmende Hitze wieder einmal überstanden zu haben. Sie macht meine Seele träg und stumpf, von gedanklicher Regsamkeit ganz zu schweigen. Da summte in mir, in der mir eigenen Respektlosigkeit, Erhabenes ohne weiteres in kitschgeschwängerte Gefilde zu verlagern, der Anfang eines Rilkegedichtes:

> „HERR: es ist Zeit. Der Sommer war sehr groß.“

Immer und immer wieder klangen diese Worte in mir, wie eine Melodie, die einem nicht mehr aus dem Kopf geht. Sie waren begleitet von einem unbeschreiblichen Glücksgefühl, und oft jubelte es in mir weiter, ... ja! Er war groß, übergroß und reich!

Ich hatte keine Ahnung, was dies bedeuten konnte. Ich überlegte mir, ob es wohl ein sanfter Hinweis auf mein nahendes Ableben sei? Gut denn, ich fertigte – für alle Fälle – meine eigene Todesanzeige an:

> Herr! (und Frau!) – Es ist Zeit!
> Der Sommer kracht aus allen Fugen.
> Ihr Dasein war ein überladenes Theaterstück;
> zuviel Handlungen, Schauspieler, unglückselige
> Verstrickung.
> Nun – Gott sei gedankt – der Vorhang fällt.
> Ich mach mich aus dem Staub,
> und geh nach Haus!

(und kleingedruckt, sozusagen eine ganz persönliche Bitte von mir: Herr, gib mir keinen Frieden, bis ihn alle, wirklich ALLE, haben.) Dann wieder zweifelte ich an meiner Intuition, die oft genug, vor allem in wichtigen Angelegenheiten, fehlging. Ich konnte mir nun doch wieder nicht recht vorstellen, von der Bühne abzutreten, kurz nachdem mein Schwarzweiß-Film endlich farbig zu flimmern begann.

Dann blieb die Menstruation aus. Übliche Angstphantasien: Verdammte Schwangerschaft, ausgerechnet jetzt, wo ich einzig und allein auf mich angewiesen bin und für die Kinder und mich sorgen muß. Myome, die nun doch noch mit Messer und Gabel entfernt werden müssen, oder etwa gar Krebs? Kein Mannsbild kann sich auch nur annähernd vorstellen, was es heißt, auf die Monatsblutung warten zu müssen! Trotzdem liefern wir uns immer wieder dieser peinigenden Lotterie aus. Ja, wir sind eben dummerweise auf der Schattenseite diesbezüglich. Falls Verhütung, selbstverständlich in den Innereien der Frau (bis auf spärliche Ausnahmen). Lief etwas schief, ebenfalls. Wir löffeln die Suppe aus. So oder so.

Ich konsultierte also meine Ärztin (Ärztin!), um ein allfälliges Todesurteil entgegen zu nehmen. Nebenbei berichtete ich ihr von plötzlich auftretenden Hitzewellen, die derart heftig seien, daß mir der Schweiß zwischen Strumpfhose und Schenkelinnenseite hinuntertriefe, ferner säße ich bis 20 Mal pro Nacht hellwach und putzmunter im Bett. Sie meinte, dies sähe nach

Wechseljahren aus. „Wonach?" „Nach Wechseljahren. Die Messung des Hormonspiegels wird uns Auskunft geben." Nun, lieber in den Wechseljahren als schwanger oder verkrebst.

Nach wenigen Tagen wußte ich Bescheid. „Sie sind tatsächlich in den Wechseljahren." Der allererste Gedanke, der mir durch den Kopf schoß: „Gott sei Dank sagt es mir eine Frau!" Ich war tief getroffen, zutiefst in meinem Selbstverständnis, in meiner Identität als Frau verletzt. Es war, wie wenn sich eine abgrundtiefe Scham in mich hineinschlich, wie wenn ich von einer Stunde zur anderen keine vollwertige Frau mehr sei, abgeschrieben, ausgepfiffen, disqualifiziert. Da saßen sich also zwei Frauen gegenüber, etwa im selben Alter, die eine, zugegeben, ungewöhnlich früh soeben in die Wechseljahre hineingesegelt, die andere zweifellos kurz davor. Zwischen den beiden Frauen war eine schwesterliche Solidarität, unausgesprochen, unerschütterlich. Ja, wir beide, Frauen, du und ich, wir sitzen im selben Boot. Bei dem Gedanken, von einem Mann diesen Bauchhieb erhalten zu haben, wird mir noch jetzt übel.

Überhaupt, was mischen sich Männer in unsere Angelegenheiten ein! Was für ein Wahnsinn! Männer, die von Berufes wegen den Frauen an ihren Geschlechtsteilen herumfingern. Um mich vor der unbeschreiblichen Demütigung zu schützen, habe ich mir selbst jahrelang eingeredet, zwischen den Beinen sähen ohnehin alle Frauen gleich aus. Der intime Einblick in den weiblichen Schoß lasse daher den Frauenarzt unberührt. Dies waren meine allerdümmsten Phantasien, die ich mir zurechtzimmerte, um mich mit meinem unwiderstehlichen Drang nach Unterwerfung und Ausgeliefertsein nicht auseinandersetzen zu müssen. Die verborgene, uneingestandene Sehnsucht des kleinen Mädchens in mir, sich dem allmächtigen Vater mit Haut und Haaren auszuliefern, meinen Glauben und die Hoffnung aufrechtzuerhalten an die Allmacht des Mannes – Krönung der Schöpfung! – Herr der Technik und der Elektronik, Herr der Wissenschaften, der Medizin, des Fußballes und der Religionen! Herr und Gebieter über die Frau, den Krieg und den Tod! Bis ich begriff, daß es keine Befreiung der Frauen geben kann, solange wir innerlich in diesem Unsinn verknechtet sind, solange wir glänzende Augen bekommen, wenn wir in hündisch-ergebenem Ton den Namen unseres Frauenarztes über die Lippen hauchen, hörig, unterwürfig, abhängig. Die Verantwortung über unseren Körper, unsere Lustorgane einer kastrierten Vaterfigur überantworten, um auf diese Weise mit ihm intim verkehren zu können. Ohne jegliche sexuellen Regungen – versteht sich.

Was soll denn ein Frauenarzt von Frauen begriffen haben! Außer den einzelnen Bestandteilen und deren Funktion kann er nichts über das Wesen der Frau wissen – weil er selbst keine Frau ist. Frauen verhalten sich um einiges respektvoller Angelegenheiten Männern gegenüber. Und gäbe es Ärztinnen, die auf die hirnverbrannte Idee kämen, sich medizinisch ausschließlich um den Sitz luststrotzender Männlichkeit zu kümmern, würden sie unverzüglich in einer Irrenanstalt interniert.

Ich war also froh und dankbar, daß mir eine Frau gegenübersaß, eine Frau, die sich über die Bedeutung ihrer Mitteilung vollumfänglich bewußt war.

Benebelt zog ich ab, Östrogen in der Tasche gegen Wallungen und sonstige Beschwerden. Beinahe wie betäubt fuhr ich durch die spätsommerlichen Straßen, an diesem Tag flankiert von anthrazitfarbenen, braunen und seit neustem kobaltblauen Abfallsäcken, soldatisch in Reih und Glied, gelegentlich nur tanzt einer aus der Ordnung, platzt aus übervollem Stau. Streunende Hunde, weinende Kinder, fluchende Autofahrer, trüber Abendhimmel, der sich matt im gräulichen Wasser des sauerstoffarmen Sees spiegelt, das Auto, das mich an den demnächst fälligen Service mahnt – ob sich die Mühe noch lohnt? – und ich, ich, in den Jahren, den fraglichen, über die keiner spricht. Mitten im Flug abgeschossen, zur Bauchlandung gezwungen, bevor ich richtig fliegen konnte. Biologische Unerbittlichkeit.

„Ich bin in den Wechseljahren", genauestens verfolgte ich seine Reaktion. Messerscharf beobachtete ich ihn, gnadenlos jede Regung registrierend. Nur das leiseste Zucken einer seiner Wimpern, nur die geringste Veränderung in der Pupille, und ich hätte ihn auf der Stelle mit Sack und Pack aus dem Haus geschmissen („Aus den Augen mir, Verfluchter!"). Er war völlig unbeeindruckt und fragte mich lediglich, ob ich auch einen Kaffee möchte. Ich nickte und wiederholte den Satz lauter, artikulierter und nachdrücklicher.

„Na und?"

„Na eben, daß ich in den Wechseljahren bin!"

„Weiter nichts?"

„Weiter nichts?" äffte ich ihn nach. „Verstehst du denn nicht, wenn du mit mir im Bett liegst, dann bist du mit einer Frau-in-den-Wechseljahren im Bett!" zischte ich ihn bissig an. Er begriff noch immer nicht.

„Das ist doch unerhört aufregend!" Er zog mich zu sich, umschloß mein Gesicht liebevoll mit seinen Händen, drang mit seinen stahlblauen Augen in meine wäßrig-himmelblauen, küßte kurz meine Nasenspitze und schloß mich in seine Männerarme, umfassend, wärmend, stürmisch. Und während er an meinem Ohr herumknabberte, flüsterte er mir zu: „Meine kleine Maus ist eine reife Frau in den besten Jahren, unverschämt ..." Diese Vorstellung faszinierte ihn derart, daß er nicht mehr aufhören konnte, mich mit leidenschaftlichsten Zärtlichkeiten zu umfluten, und er küßte mich in wilder, wollender Erregtheit, mich, ja mich, eine Frau in den Wechseljahren, er, ein um 11 Jahre jüngerer Mann, jung, blühend, im Schwunge seiner ungestümen Lebensfreude, seiner drängenden Kraft und seiner Schönheit. Dieser Mann, mit dem ich seit einigen Jahren zusammenlebe, den ich unter schwierigsten und abenteuerlichsten Verhältnissen kennengelernt hatte, auf verbotenem Pfad – ich riskierte Kopf und Kragen, um ein Haar hätte ich meinen Verstand verloren – mich glühend verliebte, so daß ich lichterloh brannte! Damals in mein Leben wie ein zartes Blatt im Sommerwind hereingeweht, als ich kurz vor dem Vertrocknen war, beinahe schon abgestorben, in allerletzter Minute, kurz vor zwölf, – er, den ich in der Zwischenzeit fast aufgefressen hätte vor Unersättlichkeit, den ich schon tausendmal in die Hölle verwunschen, am liebsten auf den Mond geschossen oder umgebracht hätte, um gleich darauf wieder dahinzuschmelzen wie Schnee an der Sonne, wenn er mich mit seinen strahlenden

Ganovenaugen frech wie ein ungezogener Flegel angrinste. Dieser Mann, der, als ob er es riechen konnte, tout just, im ausweglosesten Moment meines Lebens aufkreuzte, der mich in tiefste Verzweiflung hineinstürzte mit seinen verhängnisvollen Angebereien, der mich bis aufs alleräußerste strapazierte mit seiner hirnverbrannten Unlogik, seinen paradoxen Argumentationen, seinen hysterischen Anfällen und seinen rasenden Aggressionen. Ausgerechnet dieser Mann schloß mich, die Wechseljährige, liebend in die Arme und fand es unverschämt anziehend, daß er einunddreißig und ich zweiundvierzig war.

2. Jeder fünfte ist ein Chinese, du auch?

> Spritzt nicht das Blut von Chopin in den Saal,
> damit das Pack drauf rumlatscht!
>
> *Gottfried Benn*

Da saß ich also. Mit einem Schlag in der zweiten Lebenshälfte, begleitet von Peter Nolls spitzfindigen Gehirndelikatessen über den Tod; beides unverdaubar. Ich wundere mich immer wieder über die denkerische Zirkusakrobatik (ohne Netz) brillanter Köpfe, denen es gelingt, in minuziöser Kleinstarbeit Begriffe wie Vergänglichkeit zu zerlegen, zu sezieren, in der Hoffnung, im Gedanklichen einen Ausweg für die Unabwendbarkeit des Körperlichen zu finden, und die mit einer bewundernswerten Zielsicherheit am Eigentlichen vorbeidenken. Als ob sich das Sterbegeschehen, das sich wie ein Tor dem Unendlichen öffnet, mit dem Zugriff männlich-intellektueller Logik erfassen ließe. Das Wunder des Todes ist wie ein scheuer Vogel; wenn du ihn einfangen willst und hastig nach ihm greifst, fliegt er verängstigt davon. Streckst du einfach behutsam deine Hand nach ihm aus, setzt er sich vielleicht schneeflockenleicht darauf.

Langes Telefongespräch mit Rebecca, Freundin erst nach langem Kampf. „Re, ich bin in den Wechseljahren. Erledigt. Eine alte Schreckschraube." Trocken teilte ich es ihr mit. Sie wollte es zuerst nicht glauben, ich sei noch zu jung, ja, viel zu jung. Bei den meisten Frauen begännen die Wechseljahre erst zwischen 45 und 50. Aus ihrem medizinischen Sammelsurium kramte sie blitzschnell eine steinalte Statistik über das Eintrittsalter der Frauen ins Klimakterium und hielt mir entgegen, daß es lediglich ganze 2% seien, die bereits im zweiundvierzigsten Jahr undsoweiter, undsoweiter.

„Statistisch gesehen ist jeder fünfte ein Chinese. Du auch?" Re schwieg. Langes, stilles Schweigen zwischen uns. Sie suchte nach Worten. Ich hörte sie vorsichtig atmen, genauso wie damals, als wir uns kennenlernten, als wir gemeinsam in einer analytischen Therapiegruppe saßen: Ihr Atem stockte jeweils leicht, sie suchte nach Worten, schaute verlegen in die Gruppe, schluckte nervös, war unruhig. Es ging ihr damals miserabel. Allmählich gelang es ihr, in zaghaften Formulierungen zu beschreiben, was in ihr vorging. Nach den ersten Worten wurde sie von Nicki (der eigentlich Niklaus heißt, aber auf dieser spielzeughaften Verkleinerung besteht) unterbrochen. Nicki, ein vierundvierzigjähriger Säugling, der während den Sitzungen nichts weiter tut, als den Therapeuten Franz, einen seit langen Jahren ausgestiegenen Theologen mit Psychologiestudium und psychotherapeutischer Zusatzausbildung, detektivisch zu beobachten. Er zählt die Worte, welche Franz an die einzelnen Teilnehmer richtet, genau nach, und falls er aufdeckt, mit einer einzigen Silbe weniger gefüttert worden zu sein, bricht er in ein höllisches Gezeter aus, er fühle sich benachteiligt.

Nicki will wissen, ob sich die Gruppe abends nach der Sitzung noch trifft. Rebecca krümelt nochmals mühsam ihre Not zusammen und versucht sie in Worte zu fassen, wird abermals von Nicki unterbrochen, der hartnäckig versucht, die Gruppe zu überreden, sich doch statt um 20 Uhr erst um 20.15 Uhr zu treffen, da er nicht früher könne.

Rebecca verstummt, weint still in sich hinein. Lautlose Tränen als diskrete Zeugen erzählen von ihrer verletzten Seele. Aus unendlicher Tiefe enthüllen sich schmerzhafte Erinnerungen.

Nicki flötet, sie solle es doch zugeben, im Grunde genommen sei sie doch nur eifersüchtig auf ihn, weil er gestern abend noch vier Minuten mit Franz am Bootssteg gesessen habe. Sie winkt fast entschuldigend ab, es habe sicher, ganz sicher nichts damit zu tun. Nicki insistiert weiter, sie solle doch nicht so feige sein und es doch endlich zugeben. Und als Krönung der geradezu grotesken Szene schwingt sich der Therapeut nun auch noch auf die Wolke der Psychologen-Krankheit „Ich-seh-etwas-was-du-nicht-siehst“ und doppelt nach, er sehe da doch auch ganz eindeutig ihre Eifersucht. Nicki indessen, überglücklich über die Bestätigung, rastet nun vollends aus und ist in seinen „Ätschi-Gägs" nicht mehr zu bremsen.

Rebecca gibt sich geschlagen und läßt die beiden Männer darüber verhandeln, was für Gefühle sie nun wohl gehabt habe.

Mich reißt's mit ungeheurer Wucht vom Sitz, bebend vor Wut brülle ich: „Ihr verdammten Arschlöcher!!! Haltet eure Drecksklappe! Latscht nicht mit euren genagelten Schuhen auf Rebeccas Seele herum!" Nicki labert noch ein paar Takte weiter, bis ihn eine kluge Teilnehmerin an ihre Brust nimmt und ihn säugt.

Fluchend stürze ich mich auf Franz und wäre wohl beinahe handgreiflich geworden, hätte ich nicht noch in allerletzter Minute die Zügel meines Wutgaules erwischt, mich hinaufgeschwungen, um in rasendem Fluchschwall durch die Gruppenarena zu galoppieren. Er sei ein elendes Therapeutenschwein, der dümmste Idiot unter dem ohnehin finsteren Therapeutenhimmel, seine triefenden Dackelaugen nichts weiter als geschickt getarnter Machtanspruch; Seelenquäler, er solle gefälligst als Operettentenor verzweifelte Frauenherzen mit emphatischem Schmalzgesang betören und überhaupt, er hätte weder von Psychotherapie noch von Gruppendynamik die geringste Ahnung, nicht einmal die primitivsten Grundregeln hätte er begriffen.

Dies alles warf ich meinem langjährigen Berufsideal, meinem Halbgott, meinem Meister an den Kopf. Dieses Ereignis machte Rebecca und mich unauflösbar zu Verbündeten.

Re holte mich aus meinem Streifzug in alte Erinnerungen unbarmherzig zurück:

„Bist du ganz sicher?" Ich hielt den Telefonhörer fest umklammert, kniff die Augen zusammen: „Bombensicher!"

„Und was bedeutet das jetzt für dich?" (Wie ärgerlich, wenn man mit den eigenen Berufsfloskeln bedient wird!)

„Was es für mich bedeutet? Eine gescheitere Frage hast du wohl auch nicht auf Lager. Ach, es ist einfach eine ganz miese Klimakteriumsscheiße."

Re bemühte sich umsonst, mir im Gespräch etwas näher zukommen. Es gelang ihr nicht. Ich wurde zusehends gehässiger. Sie blieb geduldig und ließ sich durch meine kläffenden Auswürfe wenig beeindrucken. Mir fiel ein, daß Re oft in die Rolle der Verständigen, Nachsichtigen, Verstehenden schlüpft und dadurch den anderen, der in seinen Emotionen herumbuddelt, noch ganz zum Ausrasten bringt. Wieder strolchten meine Gedanken weg.

Anläßlich einer Fernsehdiskussion zum Thema der medizinischen, psychischen und sozialen Indikation für den Schwangerschaftsabbruch – sie übernahm als Ärztin die medizinische Partitur – brachte sie auf diese Weise den borstig-bissigen Professor Doktor Dickschädel zur Strecke. Dickschädel rotierte angriffig in seinem dezenten, maßgeschneiderten Nadelstreifenanzug. Ich war begeistert von ihr. Was für eine geistreiche, schöne Frau sie ist! Zweifellos habe ich sie idealisiert, stillte meine lebenslange Sehnsucht nach einer älteren, gescheiten Schwester. Zwar habe ich ein halbes Dutzend um knapp drei Jahrzehnte ältere Schwestern, allerdings aus verschiedenen Elternkombinationen, die alle, außer einer, absolut nicht meinem Wunschbild entsprechen. In Rebecca endlich fand ich die Prachtschwester, mit all jenen Eigenschaften ausgestattet, die es ihr ermöglichen, im Alter von neunundfünfzig Jahren innerlich und äußerlich lebendig, sprühend und offen für die Welt zu sein. Vor wenigen Jahren begann sie mit der psychoanalytischen Arbeit.

Nur in der Liebe hatte sie bis jetzt kein Glück.

Rebecca setzte sich vor zwei Jahren aus ihrer vierten Ehe ab. Den ersten Ehemann heiratete sie mit einundzwanzig. Sie liebte ihn nicht, aber er kämpfte mit ihr gegen ihren Mutterdrachen. Der zweite Ehemann überredete sie, das Alliiertenbündnis zu quittieren. Mit ihm hatte sie zwei Kinder. Dann begegnete sie ihrer großen Liebe: einem wunderschönen, total abgebrannten Spanier aus verstaubtem Adelsgeschlecht. Sie war damals sechsunddreißig und floß dahin vor Liebessehnen. Und weil ihr geliebter Don Carlos das Klima in der Schweiz nicht ertrug, gab sie die eigene Praxis, Haus, Hof und Mann auf, packte ihre zwei Kinder ein, fuhr mit ihm nach Finnland und heiratete ihn. Nach einem Jahr kam sie mit drei Kindern zurück, ohne Mann und fing nochmals von vorne an. Ihr vierter Mann, ein langweiliger Psychiater, hat ihr nun den Rest gegeben. Sie unterhält aber mit ihm ein freundschaftliches Verhältnis, sie sei eben doch sehr dankbar, weil sie schließlich durch ihn die Psychoanalyse entdeckt habe. Nicht, daß er selber psychoanalytisch tätig ist, nein, er ist ein Mann der Tat, der exakten Wissenschaft, und behandelt seelische Krankheiten prompt und gewissenhaft mit Hoffmann-La Roche und Ciba-Geigy. Die ausschließlich chemische Behandlung von Gefühlen wie Trauer, Verzweiflung, Not, Angst und Wut weckte Rebeccas Interesse zusehends. Sie begann, sich mit den Methoden der Psychiatrie auseinanderzusetzen. Nach kurzer Zeit meinte sie, diese chemische Seelenreinigung sei geradezu mörderisch. Und daraus ergab es sich logischerweise, daß sie sich mit Psychotherapie und den Theorien der Antipsychiatrie befaßte. Freudig berichtete sie ihrem Mann darüber. Es gab einen Höllenkrach, sie falle ihm in den Rücken, sie sei eine gefährliche Linke und für die Gesellschaft eine echte Gefahr. Das war das Ende vom vierten Lied: Alle Bälle gingen ins Netz.

Vor zwei Monaten berichtete sie mir, zwar wolle sie keine fünfte Eherunde drehen, dennoch hätte sie gerne einen Partner. Nun habe sie ein Heiratsinserat gemacht, das Resultat seien drei müde Greise. „Wie lautete der Text des Inserates?"

„Oh, nichts Besonderes, was man halt so schreibt." Ich wollte den Text buchstabengetreu wissen. „Du bist ja total übergeschnappt! Mit Formulierungen wie ‚nette Abende' oder ‚schöne Gemeinschaft' ziehst du nur langweilige Hechte an Land."

Ich kritzelte ohne langes Überlegen auf das Papiertischtuch des Gartenrestaurants, in welchem wir saßen:

„Gibt es auf dieser gottverdammten Welt keine Männerseele (mit Leib), mit der ich Spaß haben könnte? Ich, Weib, vollbusig und -hüftig, im kostbaren Alter von neunundfünfzig Jahren, suche ein Schätzchen! Bin eine (zugegeben unbequeme) Mischung zwischen sanftzartem Eichhörnchen und treffsicherer, intellektueller Amazone. Jüngere Partner sehr angenehm. Wandern, Singen, Schwimmen und der übliche Unsinn Nebensache. Heirat absolut ausgeschlossen. Wer wagt es, Rittersmann oder Hecht?" (Kennwort: Gottfried Keller)

Ich bemerkte zwar, daß Re beim Verlassen des Restaurants den beschriebenen Teil des Tischtuches herausriß, sorgfältig zusammenfaltete und in ihre aparte, blau-weiß geflochtene Ledertasche steckte, machte mir aber darüber keine Gedanken. Einige Wochen später rief sie mich erregt und völlig außer sich geraten an, sie würde mich Unglückselige am liebsten erwürgen, sie sei am Ende ihrer Kräfte. Sie habe nämlich das Inserat, welches ich ihr entworfen hätte, aufgegeben und werde täglich bombardiert mit Zuschriften, bereits zweiundachzig!! Davon einunddreißig Briefe von Männern unter dreißig! Das hätte ich ihr alles eingebrockt, nun könne ich ihr gefälligst sagen, was sie denn nun mit all den Offerten machen solle. Ich war verblüfft, insgeheim aber lachte ich herzhaft über dieses Ergebnis. Eigentlich nichts Neues für mich. Ich habe lange Jahre als Psychotherapeutin im Gefängnis mit Männern gearbeitet und dabei ihre Phantasien und Wunschvorstellungen kennengelernt.

Ich entschuldigte mich bei Re und versicherte ihr, wenn ich gewußt hätte, daß sie meinen Text benützen würde, hätte ich ihn selbstverständlich so abgefaßt, daß sich nur ein einziger, und zwar der absolut Richtige gemeldet hätte.

Ich hörte wie Re am anderen Ende der Telefonleitung ungeduldig wurde, sich räusperte: „Ich spüre einfach deinen Schmerz, deine Traurigkeit, und wie du verzweifelt versuchst zu entkommen, du windest dich geradezu aus der Konfrontation heraus! Wie kann ich dir denn helfen?“

„Sicher nicht, indem du mir meine Nase mit Gewalt in mein Klimakterium hineindrückst wie einer Katze zur Belehrung ihrer Reinlichkeitserziehung in ihr eigenes Gepiß!“

Nun riß ihr allmählich die Geduld. Sie schrie mich an: „Jetzt hör mir mal zu, mein Kind (mein Kind!). Es tut nun einmal weh, wenn man älter wird! Zusehen müssen, wie die Jugendlichkeit, die Schönheit allmählich dahinschwindet, die körperliche Veränderung voranschreitet, das ist nun mal nicht leicht! Schließlich ist es auch ein endgültiger Abschied vom Gebären und Kinderkriegen!“

„Abschied vom Gebären!“ gab ich höhnisch zurück. „Ich habe in meinem Leben zwei Kinder geboren und einige Söhne zum Manne gemacht, mir reicht's mit Brüten und Gebären!“

Zornig und empört schmiß ich den Telefonhörer auf die Gabel. Blöde Kuh!

3. Wenn ich Opernsängerin gewesen wäre ...

Tage der Trägheit, Tage des Regens,
Tage zerbrochener Spiegel und verlorener Nadel,
Tage geschlossener Lider am Horizont der Meere,
der immer gleichen Stunden,
Tage der Gefangenschaft. *Paul Eluard*

Ich schluckte fleißig Östrogene, drei Mal zwei Tabletten täglich. Manchmal vergaß ich eine Ration, manchmal zwei. Es gab Tage, da vergaß ich die Pillen ganz und gar, selbst bei Wallungen, die mich alle 10 Minuten erglühen ließen, „erinnerte" ich mich nicht. Welch wundersames Zusammenspiel zwischen Körperintelligenz und Verstand!

Dennoch machte ich mir darüber kaum Gedanken. Während ich innerlich in passiver Haltung vor mich hindöste, verstrickte ich mich in der äußeren Welt ununterbrochen in verschiedenste Aktivitäten.

Ich kaufte drei neue Seidenblusen, alle im selben Modell, maisgelb, französischbleu und zimt, ein Occasionsfahrrad, um mit meinem Schatz täglich zwei Stunden zu radeln, eine Espresso-Kaffeemaschine, ein Diktiergerät und fünf neue Büstenhalter, alle im erprobten Schnitt. Ferner einige 5-kg-Waschpulverboxen auf Vorrat, ebenso Bücher, d. h. von einigen meiner bevorzugten Bücher kaufte ich ein zweites oder drittes Exemplar, schließlich kann man ja nie wissen. Ich plante eine moderne Frisur, eine neue Haarfarbe, buchte Sommerferien in dem mir so verhaßten Touristenkaff in Frankreich, wo man unentwegt in Versuchung gerät, in den Magasins und Bistros zu fragen, ob man hier in Mark zahlen könne, ne? Ich stellte meine Buchführung, die noch nie gestimmt hatte, auf ein brandneues amerikanisches System um, welches angeblich kinderleicht und sehr übersichtlich sein soll, meldete mich für einen Autoschleuderkurs an sowie zu einem Kurs über autogenes Training. Ich fahndete nach einer Gesangslehrerin, die ich auch prompt fand, um endlich singen zu lernen. Wäre ich nämlich nicht Psychologin geworden, dann sicher Opernsängerin oder Besitzerin eines Wolladengeschäftes. Im Wartezimmer meiner Praxis habe ich den bis unter die Decke reichenden Wandschrank, der wohl eher die gesammelten Werke Freuds, Jungs und Adlers vermuten läßt, vollgestopft mit Wolle, weicher, schmiegsamer, molliger Wolle, in den phantastischsten Farben. Obwohl ich kaum stricke und wenn, lediglich geradeaus, also keine kurvenreichen Kunstwerke, macht es mir eben doch Spaß, Wolle zu kaufen, Wolle zu besitzen. Wahrscheinlich als sichtbare Vermaterialisierung innerer Zustände wie „ich habe eine wahnsinnige Wolle auf dich", „du liegst mir dauernd in der Wolle", „wir haben uns ganz schön in die Wolle gekriegt".

Nicht etwa, daß ich das Thema Wechseljahre aus meinem Bewußtsein verdrängt hatte. Nein! Sämtliche Frauen, denen ich begegnete und von denen ich annahm, sie seien im Wechsel oder sie hätten die Zeit hinter sich, befragte ich und wollte möglichst genau alles wissen. Von der Friseuse, von der Frau nebenan im 7. Stock, von der Verkäuferin am Kiosk, die mir mit gleichgültiger Miene Frigor und Muratti auf die straff knospenden Brüste titelblattzierender Mädchen legt, von der Bauersfrau mit den hellwachen Augen und dem sauber gebundenen Chignon, bei der ich zweimal jährlich ungespritzte Äpfel kaufe, von der 70jährigen, die ich auf einer Meditations-Tagung kennenlernte, bei der sie sich Hals über Kopf in einen 84jährigen in hellgrünem Trainingsanzug verliebte, der aber leider nichts von ihr wissen wollte, von der schnippischen Kassiererin der Krankenkassen-Agentur, von der Gemüsefrau, die mir jeweils dienstags oder mittwochs Gemüse direkt von der Scholle zu Billigpreisen verkauft (außer zwischen Weihnachten und Ostern), von der Brotverkäuferin in der Migros, von der Fürsorgerin, zu der ich seit Jahren ein gespanntes Verhältnis habe, und noch von vielen andern. Ich fragte mich quer durch den Alltag.

Die Berichte fielen sehr unterschiedlich aus! Bei den einen hörte einfach eines Tages die Regelblutung auf, bei den anderen gab es Vorzeichen, eine allmähliche Veränderung der Stärke der

Blutung und zyklische Unregelmäßigkeiten, d.h. zwei oder mehrere Zyklen wurden übersprungen. Die am häufigsten auftretenden Beschwerden wie Hitzewallungen und Schlafstörungen, verursacht durch Schwitzen, wurden mir auch sehr unterschiedlich geschildert. Die einen litten heftig an der Intensität und der Häufigkeit der auftretenden Wallungen, während sich die anderen dadurch kaum beeinträchtigt oder gestört fühlten. Das Erleben dieser Begleiterscheinungen ist von Frau zu Frau verschieden. Die meisten von mir befragten Frauen erzählten mir auch von psychischen Beschwerden. Die Skala reicht von Weinkrämpfen über Depressionen bis zu Wutanfällen. Es lassen sich auch hier keine allgemeingültigen Richtlinien aufstellen. Eines war aber überall gleich: Sämtliche Erzählungen wurden mehr oder weniger leise begleitet von schleppender Trauermusik, Schwanengesang der Wechseljährigen. Kaum eine Frau, die unbeschwert darüber sprechen konnte, zuviel Scham, zu viel Peinlichkeit. Lediglich eine Frau, 61jährig, mit rosa Herz-Brille und Goldkettchen am Fußgelenk, sprudelte kämpferisch, sie sei doch nicht übergeschnappt und schaufle sich selbst ihr eigenes Grab: „Wechseljahre gibt es für mich nicht. Seit 25 Jahren schlucke ich die Pille und werde dies, falls der liebe Gott mitmacht, auch noch die nächsten 25 Jahre tun. So habe ich nämlich weiterhin die monatliche Abbruchblutung, und die Sache ist für mich erledigt."

Diese Gespräche ermutigten mich keineswegs. Ach, wir sitzen alle in einer riesigen Mausefalle!

Ich kaufte nochmals drei Blusen, diesmal nicht in Seide, sondern in Baumwolle, alle in Trauerfarben, in verwelktem Bräunlicholiv, in Sack-und-Asche-Grau und leichenfarbig. Beim Friseur meldete ich, sie könnten sich künftig die umständliche Henna-Färberei sparen, ich ließe der grauen Natur nun ihren Lauf. Die Chefin des Salons, die mich seit rund 20 Jahren allmonatlich mit einem ekelhaften Hennabrei einkleistert, das Ganze wie einen Kohlkopf in Silberfolie einwickelt, angeblich wegen Wärme und dergleichen, mich damit mindestens 30 endlose Minuten (wenn nicht länger) schmoren läßt, gab mir empört, ja, beinahe beleidigt zurück, das komme nun denn schon überhaupt nicht in Frage. Ich schämte mich ein bißchen und entschuldigte mich kleinlaut. Die Gesangsstunden blies ich noch vor dem langersehnten Debut ab. Und da ja offenbar so alles schrumpfe, was nicht niet- und nagelfest sei, Gebärmutter, Vagina, Brüste und Gesichtshaut, so dachte ich, werden hoffentlich auch die Füße bald schrumpfen und kaufte mir wieder ein paar Schuhe, Größe 38!

Wenn ich Opernsängerin gewesen wäre, hätte ich meine Verwirrung in Wahnsinnsarien hineingesungen; wäre ich Besitzerin eines Wolladens gewesen, hätte ich alle Wollknäuel aus den Regalen herausgeschmissen und jede Kugel einzeln auseinandergezerrt und diese allesamt ineinanderverwühlt, ein verworrenes, verwickeltes und verknotetes Spiel von Fäden als Farben-Spiegelbild meines Innern. Da ich aber Psychologin bin und mich darauf spezialisiert habe, andere Menschen auf ihrer Reise in die innere Wirklichkeit zu begleiten, komme ich nicht darum herum, mich immer wieder mit meiner eigenen inneren Welt neu auseinanderzusetzen, um sie zu erkennen, zu verstehen, sie zu sehen, wie sie ist; hauchdünner, feiner Nebel, der da aus unendlicher Tiefe des Meeres heraufsteigt, schwerelos, namenlos. Ich schaute lange in dieses Unbeschreibliche und wurde still, für Augenblicke ohne Wunsch und Ziel, und da enthüllte sich mir ein Wissen, aus meinem tiefsten Inneren heraus, herausgeboren und zugleich unauslöschbar in mich hineingebrannt: Wenn es die Wechseljahre gibt, dann haben sie einen Sinn.

Und diesen Sinn wollte ich entdecken!

In diesem Moment kam ich mir vor wie in einem Märchen; um zu überleben, mußte ich nach etwas suchen, was ich nicht kenne, so etwas wie eine Zauberformel finden, die mich aus der Sackgasse herausführt, in die ich irrtümlicherweise hineingeraten war, die mich von dem Größenwahnsinn der Menschen befreite, gegen den ursprünglichen Sinn des Daseins anzukämpfen oder ihn zu überlisten. Und ich wußte auch mit absoluter Sicherheit, wenn ich mich ausschließlich der inneren Führung meines Herzens übergebe, wie ein Stück Treibholz der natürlichen Strömung des Flusses folgt, dann werde ich, als logische

Folge, den Zugang zu meinem ureigenen Wissen finden, aus dem heraus ich den Sinn der Wechseljahre erkennen und verstehen kann.

Ich warf die Östrogene allesamt ins Klo und spülte sie erleichtert hinunter, wie man Erbrochenes, das einen qualvoll des Nachts im Magen plagte, hinunterspült.

Freudig, voller Zuversicht, machte ich mich auf die Schatzsuche. Zuerst klapperte ich sämtliche erreichbaren Buchhandlungen und Bibliotheken ab und suchte, ob nicht ein kluger Kopf etwas Gescheites zu diesem Thema hinterlassen hatte, leider ohne nennenswerte Erfolge. Dann fahndete ich nach Wechseljahrbüchern, was eindeutig die trostloseste Station meiner Suchaktion war. Es scheint weder für Autor noch Verleger ein gewinnträchtiges Geschäft zu sein, sich dieser Angelegenheit zu widmen. Ein karges Angebot, welches mich da aus den hintersten Regalen ankränkelte. Die Titelbilder dieser Bücher jagten mir angesichts der abgelöschten, freudlosen und ausgebrannten Frauengesichter einen zünftigen Schock in die Knochen, der sich während der Lektüre zu festigen drohte. Wechseljahre werden abgehandelt wie eine Krankheit, die leider unheilbar ist. Mutigere geben konkrete Handlungsanweisungen, etwa wie in einem Kochbuch, wie man mit sehr viel Geduld und Ausdauer auch überreife Beeren nach sorgfältigem Waschen und Sortieren dennoch zu einer recht schmackhaften Konfitüre verarbeiten könne, und wie man durchaus auch mit biologisch-dynamischem Bewußtsein dem Alterungsprozeß ein Schnippchen schlagen könne, ohne dabei viel Geld auszugeben für teure Kosmetika. Eines wurde mir dabei klar: Das kann unmöglich der Sinn des Alterns sein! So nicht, niemals! Wenn man alles oder auch nur einen Teil dieses Unsinns durchführen wollte, wäre man den ganzen Tag und, schlimmer noch, die ganze Nacht damit beschäftigt, den Leib einzubalsamieren. Kaum noch Zeit, um zu leben, zu lieben, zu tanzen, fröhlich zu sein!

Auch einige Männer fühlten sich dazu berufen, sich über diese Frauenangelegenheiten auszulassen. Ach, wenn sie es doch endlich bleiben ließen, ihre Nase in den persönlichen und intimen Bereich der Frauen zu stecken und sich darin herumzutummeln wie auf einer „Chilbi". Laßt euren Kraftschlag am Hammerpfahl auf eure Probleme der nachlassenden Potenz herunterprasseln, den zielsicheren Schuß des Phalluskarabiners, der die kleine Glitzerblume jagt, auf eure Prostatabeschwerden abfeuern! Meine Herren, kümmert euch endlich um euren eigenen Mist! Der Höhepunkt männlicher Arroganz gipfelt in salbungsvollen, trostspendenden Ergüssen geiler Pfaffen, der liebe Gott habe die sündigen Menschenkinder lieber, wenn sie wieder rein und geschlechtslos geworden seien. Amen.

Diese bodenlose Torheit treibt mir mein Adrenalin in sämtliche Adern! Ich bin maßlos empört, entrüstet und wütend. Aber ich muß vor allem auch an jene Frauen denken, die diesem Wahnsinn ausgeliefert sind und darauf nicht mit Wut, sondern mit Depression und Verzweiflung reagieren. Unter all diesem Humbug fand ich zwei Bücher, von Frauen geschrieben, die mir zwar meine Frage nach dem Sinn der Wechseljahre nicht beantworteten, mir aber dennoch nützliche und hilfreiche Möglichkeiten eröffneten. So habe ich z. B. erfahren, daß die Östrogen-Behandlung bezüglich des Krebsrisikos sehr umstritten sei. Aus ärztlichen Untersuchungen gingen die unterschiedlichsten Resultate hervor. Während die einen behaupteten, es sei eindeutig nachgewiesen, die hormonelle Behandlung sei völlig harmlos, versichern die andern, die Gefährlichkeit sei ganz klar beweisbar. Die Autorin, Doritt Cadura-Saf, informiert ausführlich über ein ausgezeichnetes, natürliches Mittel aus der Pflanzenheilkunde gegen Hitzewallungen: Ginseng. Ginseng wirke nicht nur hervorragend gegen Hitze und Wallungen, sondern verstärke die regulierenden Kräfte des Körpers und unterstütze dadurch die eigenen Heilmaßnahmen. Ich habe mir unverzüglich Ginseng besorgt und erlebte selbst die wohltuende Wirkung. Die Hitzewallungen verschwanden sofort. Inzwischen lernte ich auch andere homöopathische Produkte kennen, auf die ich im II. Teil noch zu sprechen komme.

Ich ließ mich von meiner bis dahin teilweise erfolglosen Sucherei (die Wallungen war ich ja immerhin losgeworden) nicht entmutigen. Im Gegenteil, es spornte mich geradezu an, unbeirrt weiterzusuchen.

Ich griff ins 18. und 19. Jahrhundert zu meinen bevorzugten Frauenfiguren, deren Leben ich unter einem anderen Gesichtspunkt bereits schon einmal auseinandergenommen und in einzelne Lebensabschnitte zerlegt hatte. Aus dem 18. Jahrhundert waren dies die mit 38 Jahren hingerichtete Marie Antoinette, Katharina die Große, welche mit 67 Jahren zahnlos und verfettet an einem Lachanfall in den Armen ihres 28jährigen Liebhabers gestorben sein soll, Carolina Schlegel-Schelling, in ihrer zweiten Ehe verheiratet mit dem Shakespeare-Übersetzer August Wilhelm Schlegel, dritte Ehe mit dem um 11 Jahre jüngeren Philosophen Friedrich Wilhelm Schelling, Emilie du Châtelet, Mathematikerin und Lebensgefährtin Voltaires, Louise d'Epinay, Pädagogin und Schriftstellerin, dann im 19. Jahrhundert dessen bedeutendste Dichterin Annette von Droste-Hülshoff, Flora Tristan, die bereits um 1840 entschlossen um die Gleichberechtigung der Frau kämpfte und schließlich von ihrem Ehemann, den sie verlassen hatte, erschossen wurde, Lou Andreas-Salomé, Schriftstellerin, Freundin Nietzsches und Geliebte des um 14 Jahre jüngeren Rilke. Aus dem 16. Jahrhundert meine Spitzenfavoritin: Maria Stuart.

Auch hier ging ich recht unsystematisch ans Werk. Ich wollte so schnell wie möglich so viel als nur möglich lesen. Das stellte mich aber vor ein kaum lösbares Problem.

Ich habe nämlich die Angewohnheit, stets drei Bücher synchron zu lesen, d.h. es gibt für mich drei verschiedene Kategorien Bücher, welche ich gleichzeitig, aber zu unterschiedlichen Tageszeiten und in unterschiedlicher Körperhaltung lese. Da ist einmal die Einschlaflektüre, die ich liegend lese, die mich vorwiegend im Gemüthaften-Emotionalen anspricht. Dann gibt es die Über-Mittag-, Samstagnachmittag- und Sonntagslektüre, die ich zwar sitzend, aber mit hochgelagerten Beinen zu mir nehme. Es ist eine Haltung zwischen Bequemlichkeit und Dennoch-Denken-Können, bei der es mir möglich ist, ungehindert Notizen auf Karteikarten A5 zu machen, die ich unter den Stichworten, ausschließlich bezüglich Frauenproblematik, führe: „Abhängigkeit", „Ängste", „alles über Hexen", „Aschenputtel-Komplex", „Frauengestalten im Leben Jesus, Buddhas und Goethes", „Neid", „Eifersucht", „Rivalität", „Eß- und Magersucht", „Unfähigkeit", „Unterwürfigkeit", „Welt des Mütterlichen", „Welt des Väterlichen", „Mysterium des Weiblichen", usw. Die dritte Kategorie ist diejenige der Fachliteratur, durch die ich mich am Schreibtisch recht mühsam, ebenfalls Notizen führend, hindurchquäle. Bei der Schreibtisch- und Sitz-mit-hochgelagerten-Füßen-Lektüre mache ich, zusätzlich zu den Notizen auf die Karteikarten, Anmerkungen, d.h. ich unterstreiche mit grünem und gelbem Filzstift, je nachdem, grün diejenigen Stellen, die ich allgemein für wichtig halte, gelb, was vor allem mich betrifft. In einigen Büchern habe ich soviel angestrichen, daß ich ein zweites, ja sogar ein drittes Exemplar kaufen mußte, um sie farblich getrennt zu behandeln.

Dann gibt es noch eine andere Lektüre, die jedoch viel zu bedeutend ist, als daß ich sie in einer Kategorie unterbringen könnte. Dieser Bereich steht für mich am allerersten Platz, er ist für mich Pulsschlag des Lebens: Gedichte, tiefes Wissen, aus den Urquellen menschlichen Fühlens und Denkens in die Wortgestalt hineingeboren. Stets trage ich sie bei mir, im kleinen Bändchen, hingekritzelt auf einen Einkaufszettel, aber immer unauslöschbar in meinem Herzen. Sie begleiten mich, wo immer ich bin, zuweilen stumm, aber fortwährend zum Starte bereit, wie Segelschiffe im Hafen mit schlaffen Segeln vor Anker liegend, um sich im Sturmwind des Daseins loszureißen und mit dröhnender, voller Stimme, vom Atem erfüllt, den ermüdeten Willen anzuschwellen. So kann ich denn Gedichte nur hören, lesen oder sprechen mit senkrecht aufgerichteter Gestalt, kerzengerade, und wäre am liebsten ein Baum, dessen Wurzeln bis tief hinunter in das Dunkle des Erdenreiches dringen und mit den krönenden Ästen weit in den Himmel emporreichen. Ausgespannt zwischen Himmel und Hölle, verbunden mit der Helligkeit des Bewußtseins und der Finsternis der Ungewißheit! Nur in dieser aufgerichteten Haltung kann ich jede Silbe, jedes Wort in mir aufnehmen, auf daß mir ja keiner der kostbaren Laute entgehe.

Meine Eile, die mich ungeduldig vorantrieb, warf die bisherige Lektüre-Ordnung über den Haufen. Es war mir einfach nicht mehr möglich, mich zeitlich auf die bisherige Einteilung zu beschränken. Es steckte viel zu viel Neugier in mir, um mich nun gemächlich Schritt für Schritt voranzuarbeiten. Ich befaßte mich also in jeder Minute, die ich irgendwie ergattern konnte, mit den Frauenfiguren und suchte und suchte nach irgendwelchen klimakterischen Hinweisen, den dahinterliegenden Sinn des Wechsels. Und da ich wie vergiftet Notizen in meine Karteikarten kritzelte, sie von einem Leseort zum andern schleppte, verlor ich immer wieder kostbare Lesezeit mit dem Suchen der an verschiedenen Orten deponierten Karteikarten, selbst im Bett befanden sich solche. Ich war aber von der ganzen Sache so begeistert, hingerissen, ja angefressen, daß ich nicht einmal bemerkte, daß die meisten von mir untersuchten Lebensläufe bereits endeten, bevor das Thema Wechseljahre aufkreuzte. Lediglich Lou Andreas-Salomé und Katharina die Große erreichten ein höheres Alter.

Dann erkrankte ich an einer Grippe. Gott sei Dank. Drei volle Tage und Nächte war ich gezwungen, nichts zu lesen. Einfach fiebernd vor mich hinzuglühen, den ganzen angesammelten Dreck in mir zu verbrennen. Zwar versuchte ich Felix zu überreden, mir doch wenigstens vorzulesen. Ebenso wollte ich ihn mit einer hastig zusammengestellten Bücherliste über Frauenleben, welche die Wechseljahre überlebten, in die 30 km entfernte Kantonsbibliothek schicken.

Felix weigerte sich strikt. Er unterstütze diesen Wahnsinn nicht. Ihm werde beim bloßen Zuschauen schon übel. Dieses hektische Bücher- und Karteiengewühl, überall verstreut im ganzen Haus! Mit mir sei ja kein anständiges Wort mehr zu reden, ich sei von der Wirklichkeit weggetreten, das halte der stärkste Mann nicht aus, er schon grad gar nicht, schließlich und endlich. Bei dieser Non-Stop-Schufterei wundere er sich nicht, daß ich die Grippe eingefangen hätte. Er sprach's (dies alles im breitesten Züridütsch!), kurz, knapp, knochentrokken. Ich war wütend auf ihn und sprach den ganzen Abend kein Wort mehr mit ihm. Den wässrigen Lindenblütentee, den er mir braute, rührte ich, trotz ausgetrockneter Kehle nicht an.

Bevor er zu Bett ging, strich er mir leicht übers Haar, gab mir einen flüchtigen Kuß auf die Stirn und murmelte vor sich hin: „Dummes kleines Mädchen, du." Ja, ich hatte richtig gehört, dummes kleines Mädchen! Wie tat mir das wohl in meiner Seele, wie Balsam auf mein Wechseljahrherz. Ich spähte nach, ob ich auch wirklich allein in meinem Zimmer sei, und dann ließ ich mich einfach hineinfallen in das sich eilende Spiel, das nie endet und kreist und sich dreht:

Und dann und wann ein weißer Elefant.

[...]

Und auf den Pferden kommen sie vorüber,
auch Mädchen, helle, diesem Pferdesprunge
fast schon entwachsen; mitten in dem Schwunge
schauen sie auf, irgendwohin, herüber –

Und dann und wann ein weißer Elefant.*

Am nächsten Morgen, als ich aufwachte, war mein erster Gedanke: „Wie ein Stück Treibholz der natürlichen Strömung folgen."

Felix hatte recht.

* Rainer Maria Rilke: Das Karussell, V. 8, 16–21.

4. Im Wurzelreich der Urmutter

> Jede Erscheinung auf Erden ist ein Gleichnis, und jedes Gleichnis ist ein offenes Tor, durch welches die Seele, wenn sie bereit ist, in das Innere der Welt zu gehen vermag ...
>
> *Hermann Hesse*

Wie jedesmal, wenn ich ein paar Tage im Fieber darniedergelegen, so schöpfte ich auch dieses Mal aus meiner unversiegbaren Kraftquelle des Krankseins. Bei den etwa 3 bis 4monatigen Abständen meiner Erkrankungen erhole ich mich stets prächtig. Kranksein ist für mich deshalb ein wunderbares Mittel, alte, eingefahrene Gedanken, die sich in meinem Körper eingenistet haben und Brutstelle für manchen festgefahrenen Unsinn sind, abzuwerfen, um neuen Überlegungen Platz zu machen und den Raum freizugeben für junges Leben. Es ist eine unbeschreibliche Erleichterung, all den abgestandenen Dreck loszuwerden! Was lasse ich mich doch täglich mit den unnützesten übereinandergeschichteten Daten, Zahlen, Informationen und ineinandergestapelten Meinungen durch Nachrichten und Tagespresse abfüllen! Vollgestopft bis unters Dach mit diesem verdummenden Unrat! Ja, da kann man sich tatsächlich nur hinlegen, Fieber kriegen und wie eine Abfallverbrennungsanlage den ganzen stinkenden Müll verbrennen. Kein Wunder also, wenn ich mich nach einigen Fiebertagen wie neugeboren fühle, gereinigt, sprühend vor Energie und Lebensfreude.

Ich sprang also, vollgetankt mit frischen, drängenden Kräften aus den Federn und wäre wohl um ein Haar wieder in die alte Hetzjagd hineingeraten, hätte mich Felix nicht zwischen Schlaf- und Badezimmer abgefangen, als ich gerade in meinem blaßfarbenen Flanellnachthemd, welches trotz mehrmaligem Waschen partout nicht eingeht, deshalb also noch immer zu groß, vor allem zu lang ist, über den eiskalten Gang huschte. Er zog mich zu sich in sein Zimmer, d.h. in seine muffig-verrauchte Zoohandlung, die außer zwei Vögeln, einer etwas seltsamen Katze, die ständig mißtrauisch und geduckt herumschleicht und eher einer zerzausten Ratte ähnelt und die er auf den Namen „Schätzi“ getauft hat, die aber, im Gegensatz zu mir, von dieser schmeichelhaften Benennung völlig unbeeindruckt ist und überhaupt nicht reagiert, auch eine wie tot daliegende Schlange namens „Jimmy“ und gelegentlich noch deren lebendes Kleinfutter wie Mäuse, junge Meerschweinchen und zarte Kaninchen beherbergt.

Oft genug kostet es mich einiges an Überwindung, da hineinzugehen. Diesesmal eilte ich erfreut in diesen stinkenden Stall.

Umgeben von Getier und Mann entschwand mir wohlig der Verstand, und plötzlich wurde ich ganz mäuseklein und schmiegte mich zum Mäuserich ins Nest. Und als ich da so lag, so winzig und befreit von mir, da wurde ich schneeflockenleicht, entschwebte wie im Traum dahin. Nach meinem Mäuseflug muß ich wohl eingeschlafen sein, erwachte erst, als unsere nahegelegene Kirchenuhr die volle Stunde schlug.

Da stand ich auf. Und stand so fest, so felsenfest mit beiden Füßen auf der Erde.

Fernes Erinnern an die Gedanken, die mir seit Tagen und seit Nächten in den Adern pochten, was wohl der Sinn, die eigentliche Bedeutung der Zeit des Wechsels sei. Mit jedem Pulsschlag drang es mehr in mein Bewußtsein vor, bis ich es nicht mehr übersehen konnte.

Gut denn, so dachte ich, mach' ich mich also auf die Socken, den Sinn zu suchen. Da ich bereits erfolglos äußeres Gelände abgesucht, ist wohl der Weg nach innen fortzuführen.

Ich setzte mich zu mir.

Doch meine Gedanken jagten wie streunende Hunde jedem Gedankenknochen nach, schweifwedelnd von mir weg in ständiger Verkettung mit der Außenwelt. Verknechtet von den eigenen Sinnen! Wenn es mir nun doch nicht gelingen sollte, in meine innere Welt, die eigentliche Wirklichkeit hineinzugehen? Wenn ich dazu verdammt wäre, weiterhin im äußersten Bezirk meines Daseins, des materiellen Verstandes, nach Antworten zu suchen und dabei zugleich zu wissen, daß aus dieser Ebene keine Beantwortung möglich ist. Seelisches kann nur an Seelischem geprüft werden. Die Bereiche lassen sich nicht vermischen, und kein noch so ausgeklügelter Trick ist da wirksam. Die seelische Logik führt auf direktem Weg zur inneren Wahrheit, sie ist jedoch nicht mit mentalen Eingriffen manipulierbar, lenkbar, machbar. Sie entzieht sich geschickt dem menschlichen Machtanspruch, indem sie ihren eigenen Gesetzen folgt. Sie ist wie ein Stück Treibholz, welches nichts will, nichts macht, sondern sich einfach der natürlichen Strömung des Flusses fügt.

So machte ich denn nichts, als einfach nichts zu wollen.

Und wurde still. Ganz still. Kein inneres Greifen, kein Verlangen. Für Augenblicke ohne Begehrlichkeit, ohne geschäftiges Wollen.

Ich lauschte, ohne zu hören. Ich schaute, ohne zu sehen. Ich war ganz in mir, allein. All-ein. Eins im All. Eingebettet in einer allumfassenden Ordnung.

Unendliches Vertrauen durchströmte mich: Alles, was nun mit mir geschieht, ist gut, ist richtig.

Ich fühlte mich geführt, aufgehoben im großen Universum.

So wurde ich in einen dichten Wald hineingeführt. Unter einer alten knorrigen Eiche fand ich eine weiche, leicht geöffnete Stelle. Es roch nach vermodertem Laub, nach verdunstetem Sommerregen. Zwischen dürrem Geäst und dicken Wurzeln schob ich mich vorsichtig hindurch und gelangte in das Wurzelreich, das in vielfacher Verästelung bis tief in das Erdinnere hinunterreichte. Ich tastete mich den gedrungenen, stämmigen Wurzeln entlang, die allmählich etwas schlanker wurden und die sich dann in immer dünner werdende Wurzeladern verzweigten, bis sie wie hauchdünne silberne Fäden schließlich ausklangen und mich der Erde übergaben.

Da war ich also. Mitten im Dunkeln, im Nächtigen, Mondenhaften, da, wo das Unbewußte wohnt. Geborgen im innersten Schoß, im Uterus der Erde, der Muttererde, aufgehoben im Reich der Urmutter. Mutter, die mich aus urtiefem Grunde herausgeboren, in den ich einst wieder zurücksterbe, hielt mich in ihren erdigen Armen und ließ mich meine eigene Mütterlichkeit spüren.

Es dauerte eine lange Zeit, da mich Dunkelheit umhüllte. Überall, wohin auch immer ich mich wandte, nachtdunkel. So schritt ich denn immer weiter, durch einen endlosen Tunnel und ahnte nicht, wie lange dieser stockfinstere Gang noch sein würde.

Ohne jegliches Zaudern ging ich weiter, geführt von einer unumstößlichen Gewißheit, die ich in mir trug, daß ich aus dem dunklen Erdreich der großen Mutter die Antwort, nach der ich suchte, erhalten würde.

Nach langem Gehen durch das Dunkle fühlte ich, wie sich das zusammengeballte, undurchdringliche Schwarz etwas auflockerte. Noch konnte ich nichts um mich herum erkennen, aber das Schwere wurde allmählich leichter, dann nebelschattig, wolkig, der leise Schein einer Aufhellung grüßte mich von weitem. Heftig klopfte mein Herz, ich wußte, jetzt konnte es nicht mehr lange dauern, bis ich Antwort erhielt. Ich kam dem Lichtschein immer näher, da wurde es heller und heiterer um mich herum, und ich stand mit einemmal inmitten eines strahlenden Lichtes, überflutet von sonniger Helligkeit.

Mir war, als ob sich die Schwingen meiner Seele weit ausspannten, und mit jedem Flügelschlag prägte sich die Antwort in mich hinein: Die Zeit der körperlichen Mutterschaft ist beendet; die geistige Mutterschaft beginnt!

Betäubt vor Glück stand ich da, das kostbare Geschenk in meinen Gedanken tragend. Ich fühlte mich wie nach der Geburt meiner beiden Kinder, voll tiefer Dankbarkeit über dieses Wunder.

Damals ahnte ich noch nicht, daß dies erst der Auftakt einer aufregenden, abenteuerlichen Suche war. Aber ich hatte ein allererstes Mosaiksteinchen gefunden, das Kernstück gewissermaßen.

Obwohl jubelnd vor Glück über den kostbaren Fund, war ich doch recht müde und erschöpft. Die ganze Reise hatte mich ganz schön mitgenommen, denn schließlich funktionierte ich auf der äußeren, sichtbaren Ebene wie eh und je. Es war eigentlich so, als würden zur gleichen Zeit zwei Theaterstücke auf verschiedenen Bühnen gegeben; in beiden spielte ich die Hauptrolle und mußte höllisch aufpassen, den richtigen Text an der richtigen Stelle zu sprechen, um die Stichworte nicht zu verpassen!

In dem ersten wurde also die Schatzsuche in das Erdinnere gegeben, quasi der seelische Teil, den man, nach landläufigen Symptomen abgehakt, durchaus auch als Depression bezeichnen könnte, was einige meiner liebreizenden Kollegen auch unverzüglich taten. Ein mir befreundeter Psychiater wollte mir gar mit Chemie etwas unter die hängenden Arme greifen. In dem zweiten Stück lief der Alltag unerbittlich Szene um Szene. Während ich mich im dunklen Wurzelreich der Erde befand, forderte die tägliche Mutter-, Partner- und Berufspflicht unerbittlich ihren Tribut, d.h. ich besprach mit Jenny einen brandneuen Haarschnitt aus Paris, ebenso die ungenügende Note in Französisch und ersann mit ihr mögliche Rettungsaktionen, kochte Dany ihren geliebten „Stocki“, den sie am liebsten bereits zum Frühstück essen möchte und den ich ihr nur deshalb zubereite, um meine sonstigen kulinarischen Missetaten zu sühnen, fragte sie lateinische Vokabeln ab, wozu weder sie noch ich große Lust hatten. Da ich aber die Mutterrolle habe und im Text nirgends „mir stinkt's“ steht (im Gegensatz zum Tochtertext), schleppte ich die bleierne Last mit angeblicher Leichtigkeit, arbeitete täglich prompt meine neun Stunden in Gefängnis und Praxis mit meinen drei Therapeutenvariablen im Genick – Empathie, Akzeptanz, Echtheit – und wurde zu allem Elend von Felix' Autofieber übergossen: Ja, täglich trifft mich dieser technische Schlag, mich, ausgerechnet mich, die mich technische Daten noch nie interessierten, mich niemals interessieren werden. Tagtäglich prasseln die neusten Forschungsdaten der Katalysatoren auf mich nieder, mißbrauchte Worte in verkrüppelter Gestalt als Stickoxyde, Vergaser, Schubabschaltung, Einweg-Oxydationskatalysator, Gemischbildner, Oktanzahl, Lambda-Sonde, CH-Verbindungen, Rückrüstung, Schadstoffklassen, NO-Control, usw., usw., blablabla. Einst Sprache der Dichter und Denker, heute Leichenträger! Felix ist davon derart angefressen, daß er alles darüber liest, und was das Schlimmste daran ist, daß er mir alles, restlos alles erzählt. Sämtliche Versuche, ihn zu stoppen, mißlangen. Ich zog mein gesamtes Register, ich fluchte, ich flehte, ich befahl, ich bat, ich spottete: Alles umsonst. Er müsse sich schließlich meinen psychologischen Hirnwichs auch anhören.

Mit dem Juwel der „geistigen Mutterschaft" in meinen Gedanken veränderte sich meine Grundstimmung. Ich begann darüber nachzudenken, was wohl unter „geistiger Mutterschaft" zu verstehen sei. Dabei öffnete sich mir eine unbeschreibliche Weite, und ich kam mir so vor, wie wenn ich bis dahin in einem Kellergeschoß gewohnt hätte, in der Annahme, daß dies die einzige Wohnmöglichkeit sei, und nun entdeckte ich, daß sich über dieser Wohnung noch weitere Stockwerke befinden, die ich bewohnen könnte, heiter, hell, lichthaft.

Im Wechsel, wie übrigens das Wort in aller Klarheit ausdrückt, wechseln wir die Ebenen. Von der körperlichen Orientierung und Verhaftung werden wir freigegeben in den ungebundenen weiten Bereich des Geistigen, des Schöpferischen und neu zu Gestaltenden. Wir werden aus der körperlichen Verkettung entlassen, um unsere gesamte Energie uneingeschränkt in das Geistig-Schöpferische einfließen zu lassen. Wer sich in den geistig-schöpferischen Bereich einläßt und die unvergleichlich größere und weitere Freiheit erlebt, der kann unmöglich auch nur einen einzigen Moment über etwas angeblich Verlorenes trauern. Im Gegenteil, es ist ein Grund zur Freude und Heiterkeit über diese Bereicherung.

Staunend stehe ich vor dieser Entdeckung! Die körperliche Entwicklung und deren Verlauf zeigt sich äußerlich und bereitet uns damit auf die innere Entwicklung vor.

Angesichts solcher Überlegungen erscheinen jene Bemühungen völlig absurd und kurzsichtig, welche dahin gehen, um alles in der Welt weiterhin im Kellergeschoß wohnen zu können, während die durchsonnten, hellen Räume der oberen Stockwerke ungenutzt bleiben.

5. Feuerzeichen mitten im Gesicht

> ... jeden fliegt irgendeinmal der Gedanke an, daß alles Sichtbare ein Gleichnis sei und daß hinter dem Gleichnis der Geist und das ewige Leben wohne.
>
> *Hermann Hesse*

Die folgenden Tage waren reinste Freudentage, ich schwebte auf Wolken, drehte einen Looping nach dem anderen: seelische Höhenflüge! Der Gedanke an die Entdeckung der geistigen Mutterschaft beflügelte mich, machte mich federleicht, machte mich glücklich. Ein netter Berufskollege von mir äußerte dann auch prompt, es sei ihm schon immer aufgefallen, daß ich etwas Manisch-Depressives an mir habe. Nun, nach dem depressiven Loch folgte logischerweise das Stimmungshoch. Solche Äußerungen kränken mich nicht mehr, verletzen mich nicht mehr, demütigen mich nicht mehr. Ich weiß, was ich fühle, und inzwischen traue ich meinen Gefühlen ganz und gar. Ich weiß, wenn ich traurig bin, dann habe ich guten Grund dazu. Wenn ich fröhlich bin und die ganze Welt umarmen möchte, dann bin ich mit meinem innersten Wesen in Verbindung. Und das Innerste ist immer klar, hell, heil und alles liebend. Trotzdem machen mich solche Bemerkungen wütend, weil ich weiß, wie lange ich mich durch derartigen Unsinn ängstlicher Fachidioten und -idiotinnen verunsichern ließ. Ihnen mehr traute als mir! Als Sechzehnjährige stellte mir ein seniler Psychiater, Direktor einer Klinik, nach einer 30minütigen Konsultation die Diagnose, „endogene Depression". Ich habe es ihm geglaubt, obwohl er mich erst seit einer halben Stunde kannte, ich hingegen war immerhin seit sechzehn Jahren mit mir zusammen und kannte mich viel besser. Und ich weiß, wie vielen es heute noch ähnlich geht wie mir damals. Sie leben mit einer Etikette auf der Stirn, die sie irgendwann einmal, als sie in Not waren und die Hilfe eines fremden Menschen beanspruchten, verpaßt bekamen. Wenn ich mir aber die Hintergrundgeschichte, die mit der angeblichen Depression in einer Verbindung steht, anhöre, dann spüre auch ich tiefe Trauer in mir: „Ja, du hast wirklich Grund, traurig zu sein. Das, was dir zugestoßen ist, ist tatsächlich sehr schlimm." Aber es ist einfacher, die Gefühle, die in einem solchen Moment in einem selbst angesprochen und bewegt werden, wegzuschieben und möglichst schnell in einen Begriff zu verpacken. Somit bleibt der Hilfesuchende wieder isoliert, allein, begleitet von einem Begriff, der nach ihm greift.

Ich beobachte derartige Vorgänge mit größter Neugier. Jedesmal bin ich froh und erleichtert, wenn ich realisiere, daß ein solcher Begriff, Zu-griff, mich nicht mehr ergreift.

Zur Krönung meines glückhaften Zustandes erspähte ich in der hintersten Ecke unseres Provinzblattes ein Inserat, welches einen in wenigen Tagen stattfindenden Rezitationsabend, begleitet mit Musik, ankündigte. Selbstverständlich wollte ich da hingehen, aber ich wünschte auch, daß Felix mitkommt. Es ist geradezu schicksalhaft, wie sämtliche Liebesbeziehungen zu Männern an diesem einen, wichtigen Punkt eine unübersehbare Bruchstelle aufweisen. Alle mochten sie keine Gedichte! Die Abneigung war zwar unterschiedlich. Mein geschiedener Mann zum Beispiel floh unverzüglich beim Erklingen erster, verdächtiger Verslaute. Sebastian verließ zwar nicht den Raum, scharrte aber während des Hörens unentwegt mit den Füßen wie ein Pferd vor dem Start. Felix zeigt eigentlich die geringste Reaktion. Er schnauft etwas geräuschvoller, und wenn es gar zu lange dauert, versucht er mit Schnauben die Zeit etwas zur Eile zu drängen. Doch nein, einmal, zwanzigjährig, hatte ich einen Freund, welcher ausschließlich in Versform sprach. Ob wir im romantischen Silberschein des Mondes in lauer Sommernacht am Strand wandelten, ob er in einem Restaurant Spaghetti bestellte oder für seinen 2CV Benzin tankte, alles in gereimten Versen! Selbst als mein über alles geliebter Schäferhund Rex unter ein Auto rannte und ich händeringend, schluchzend und verzweifelt nicht ein und aus wußte, sprach dieser Mann in Versen. Und das ging mir auf die Nerven!

Felix hatte ich schon mehrere Male zu überreden versucht, mich zu einem Rezitationsabend zu begleiten. Umsonst. Diesmal erklärte ich ihm, das Ganze sei ja ohnehin von Musik begleitet, und die Musik gewiß in einer Lautstärke, daß von den Gedichten sicherlich kaum etwas zu hören sei. Er fiel zwar nicht auf diesen Notschwindel herein, erklärte sich aber dennoch bereit, mitzukommen. Ich, überglücklich, besorgte eilends zwei Karten im Vorverkauf, bevor er es sich nochmals anders überlegte. Freudig zeigte ich ihm die Billette, schwenkte sie in der Luft, als ob es Flugkarten für eine Weltreise wären. Ich fächerte sie ihm vor dem Gesicht hin und her, konnte einfach nicht genug bekommen, meine Freude zu zeigen. Plötzlich schnappte er mit seinem Mund danach, preßte sie für einen kurzen Augenblick zwischen die Lippen, begann mit diesen zu rudern, bis nur noch ein winziges Eckchen zu sehen war. Ich war so erschrocken, daß ich zuerst gar nicht reagieren konnte. Allmählich begriff ich die ernsthafte Gefahr, in welcher sich meine Billette befanden. Ich befürchtete, Felix würde sie einfach mit Haut und Haaren auffressen. Ich mußte sie unbedingt aus dieser gefährlichen Situation erretten. Doch bevor ich etwas Handfestes unternehmen konnte, faßte mich Felix blitzschnell bei den Handgelenken und drehte mir die Arme auf den Rükken. Er beugte sich mit seinem langen Oberkörper zu mir herunter, hielt sein Gesicht dicht vor das meine, so, daß ich mich aus allernächster Nähe versichern konnte, daß sich nur noch ein erbärmlicher Rest, welcher inzwischen auch noch feucht geworden war, in unversehrtem Zustand befand. Ich formte meinen Mund rüsselartig nach vorne und wollte auf diese Weise die Katastrophe verhindern.

Da geschah es. Felix starrte plötzlich auf den, in diesem Moment unbarmherzig vom Sonnenlicht ausgeleuchteten Bereich zwischen Nasenlöchern und Oberlippe. Er stieß einen kurzen Schrei aus und rief boshaft-entzückt: „Ja, was seh' ich denn da?", derweil ihm die zerkauten Billette aus dem Mund fielen, wie einem Hund eine ergatterte Beute, die ihn auf einmal nicht mehr interessiert, weil bereits ein viel leckerer Braten lockt. Felix kam ganz nahe an mein Gesicht und betrachtete jene Stelle mit allergrößter Aufmerksamkeit, fuhr mit seinem Mittelfinger direkt über die Stelle über meiner Oberlippe: „Da wäre ja ein kleines Rasürchen fällig!" Mir stockte das Herz im Leibe. Ich riß mich los, rannte ins Badezimmer und hielt mein Gesicht, mit vorgeschobener Kinnpartie, dicht an den Spiegel. Ich schluckte leer. Tatsächlich. Da sprossen sie, diese ekelhaften winzigen Härchen, schön in Reih und Glied und kümmerten sich einen Dreck um den falschen Standort. Und dann, dann entdeckte ich direkt über meinem linken Mundwinkel ein rabenschwarzes, mindestens 7 (sieben!) Millimeter langes Haar. Je länger ich darauf starrte, desto größer wurde es. Ich bekam das Gefühl, mein ganzes Gesicht sei von einer einzigen pechschwarzen Borste überwuchert. Warte nur, du verfluchtes Biest!! Auf der Stelle werde ich dich ausrotten! Ich griff nach der Pinzette, klemmte dieses verdammte schwarze Luder zwischen die Metallspitzen und wollte mit einem Ruck dem ganzen Übel eine Ende setzen. Die Borste machte keinen Wank. Ich versuchte es nochmals. Und noch einmal. Und wieder und wieder. Das schwarze Borstenhaar blieb majestätisch sitzen, unbeeindruckt von dieser billigen, liederlichen Warenhauspinzette, die zwar durchaus wie eine richtige Pinzette aussieht, sich bei dem entscheidenden Einsatz aber als reine Attrappe entpuppt. Wie Warenhaustomaten! Die sehen äußerlich auch so aus, als ob es sich um Tomaten handelt. Beim Essen jedoch muß man es sich fortwährend einreden, sonst hätte man keine Ahnung, was man gerade ißt. Attrappenzeitalter! Inzwischen kam Felix beschwingt ins Badezimmer, ob er mir in irgendeiner Weise behilflich sein könne. Er solle gefälligst nicht so dumm fragen, ob er denn nicht sehe, was er angerichtet habe? Er sei schuld an allem, am liebsten wolle ich ihn überhaupt nicht mehr sehen. Er ließ sich davon nicht beeindrucken, stellte sich zur Toilette und pinkelte genüßlich mindestens drei Liter. Dieser Hund! Er weiß, wie sehr ich ihn um diese, und wirklich auch nur um diese eine Funktion seines Geschlechts beneide. Er kann sich an jede Straßenecke, hinter jeden Baum stellen und sich ohne weitere Umstände vom lästigen Druck auf der Blase befreien. Hinzu kommt noch, daß er einmal morgens und einmal abends je drei

Liter Wasser läßt, während ich 30mal am Tag und 30mal in der Nacht einen winzigen Milliliter von mir gebe. Vor allem auf Reisen sehr angenehm. Das ist ja wieder mal typisch, ich werde mit männlichen Schnauzhaaren beglückt, aber von einer größeren Männerblase kann ich nicht profitieren. Ich war den Tränen nahe. Zudem hatte mich diese blöde Billettfresserei verspätet, und ich mußte schnurstracks in die Praxis, hatte nicht einmal mehr Zeit, vorher noch eine anständige Pinzette zu kaufen. Ich zog zwar kurz in Erwägung, mich einfach mit dieser ekelhaften Schnauzborste ins Bett zu legen. Doch soviel Ehre wollte ich ihr nicht erweisen.

Ich ging zur Arbeit, empfing den ersten Klienten mit vorgehaltener Hand vor dem Mund. Während des Gespräches vergaß ich den Makel. Als er mir wieder einfiel, war ich davon überzeugt, daß mein Gegenüber nur auf einen einzigen Punkt in meinem Gesicht starrte. Nach vier qualvollen Stunden – dazwischen wollte der Briefträger noch eine Unterschrift von mir; dieser sonst sehr nette, diskrete Mann, blickte ebenfalls wie gestochen auf mein Rabenhaar – rannte ich in die nächste Apotheke und verlangte die teuerste, absolut zuverlässige Pinzette. Ich konnte nicht abwarten bis ich zu Hause war, sondern rückte mit Hilfe des Autorückspiegels diesem pechschwarzen Rabenhaar zu Leibe. Noch nie genoß ich einen kleinen, ekelhaft stechenden Schmerz so lustvoll. Die übrigen, kürzeren, vor allem farblich harmloseren, flaumähnlichen Haare erlegte ich ebenfalls mit verkniffener Freude exakt-präzis mit einem Vergrößerungsspiegel, damit mir auch ja kein einziges entgehe!

Dahin war meine Fröhlichkeit. Vergessen die Freude über den Fund der geistigen Mutterschaft. Was nützt mir all das, wenn in meinem Gesicht Barthaare sprießen!

Felix gegenüber blieb ich in eiserner Reserve. Schließlich hatte er mir dieses ganze Unheil eingebrockt. Ich wählte also ganz bewußt eine feine, subtile Form, wie ich meiner Kränkung Ausdruck geben konnte, ohne sichtbare Indizien dafür zu liefern, denn ich wünschte keine direkte Auseinandersetzung mit ihm. Ich verhielt mich äußerlich ihm gegenüber wie immer. Wir machten unsere allabendlichen Spaziergänge am See, wir saßen abends in unserem idyllischen, mit vielen märchenartigen Tannen bestückten (laut Felix total überladenen) Garten, Hand in Hand, wie immer, wir sprachen über dieses, über jenes. Wenn ich abends in der Praxis noch arbeitete und ich ihn nicht mehr sehen konnte, legte ich ihm ein kleines Gut-Nacht-Kuß-Briefchen (kaum merkbar kürzer, straffer als üblich) auf sein Bett. Alles, was ich sagte, was ich tat, hatte, selbstverständlich nur in bezug auf Felix, diesen wehmütig-elegischen Unterton. Felix, wie gewohnt, war von diesen indirekten Botschaften unbeeindruckt. In seiner wesenhaften Unbekümmertheit ließ er sich seine Frohnatur nicht trüben. Er verhielt sich so, wie er immer war. Zweimal wäre ich um ein „Haar" aus meiner gekränkten Rolle gefallen. Das erste Mal, als er mich unbeschreiblich zärtlich in seine Arme nahm und mir einen ebenso unbeschreiblich zärtlichen Kuß auf jene fragliche Stelle hauchte. Ich war nah dran, diesen Kuß zu erwidern, in die alte Glut hineinzusinken, selig vor Glück zu sagen, ach, lassen wir doch den Unsinn mit diesen gottverdammten Borsten, falls neue sprießen, werden sie unverzüglich, ohne großes Aufheben, entfernt. Ich brachte es dann aber doch nicht fertig. Das zweite Mal, ich lag bereits im Bett, öffnete Felix leise meine Zimmertür. „Schläfst du schon?" „Ja." Er kam herein. Er kniete sich über mich aufs Bett und machte auf mir (den Kopf auf meinem Bauch!) einen nicht endenwollenden Kopfstand. Ich bekam fast keine Luft mehr, mußte das Lachen unterdrücken, er kam aus dem Gleichgewicht, schwankte, versuchte sich auszubalancieren, schwankte noch mehr, kippte nach hinten über meinen heißgeliebten Messingglastisch, auf dem mein heißgeliebtes, zauberhaftes Nachttischlämpchen, ebenfalls aus Glas, mit vielen winzigen zartesten Glaskügelchen verziert, steht und mein heißgeliebter, entzückender Antik-Wecker, den ich nach jahrelangem Suchen endlich für einen sündhaft teuren Preis in einem geradezu unanständigen Zürcher Nobelgeschäft an der Bahnhofstraße erstand. Ich hatte nur einen einzigen Gedanken: Wenn er mir etwas kaputt schlägt, dann erwürg ich ihn. Aber nein! Er fiel nicht über die ganze Pracht hinunter, wie dies eigentlich bei Normalgewichtigen der Fall sein müßte, nein, er schwebte federleicht, biegsam und geschmeidig dazwischen, daneben, lediglich durch die Flugwellen kamen die Glaskugeln an der Lampe in Schwingung und begleiteten das Geschehen mit leisem, silbernen Glockengebimmel.

Trotzdem behielt ich meine Rolle tapfer bei.

Endlich kam der langersehnte Rezitationsabend. Die Billette, die ich nach der Unglücksstunde, so zerkaut und geschändet wie sie waren, in meine Schmuckkasette hineinwarf, waren inzwischen getrocknet. Ich versuchte, sie zu glätten. Sie sahen dennoch aus, als ob sie versehentlich in der Waschmaschine einige Runden gedreht hätten. Ganz im Gegensatz zu Felix. Er sah aus wie ein junger Gott! In seinem eierschalenfarbenen Leinenanzug und den schneeweißen Turnschuhen. Felix ist ein Mann, der beinahe zu allem weiße Turnschuhe trägt. Sie sehen an ihm aus wie edelste italienische Modelle. Gleichfalls die Kleidung. Alles, was er trägt, gleitet in lässig-elegantem Faltenwurf über seine überschlanken Glieder. Er gehört zu jenen Beneidenswerten, die so schlank und rank sind, daß selbst das engste Kleidungsstück noch immer spielerisch den schlacksigen Körper umflutet. Im Gegensatz zu mir. Das Kleid kann noch so weit geschnitten sein, niemals spielt lässig auch nur eine einzige Falte. Es ist, als ob sich meine Rundungen blitzschnell unter jedem zusätzlichen Platz aufblähen und jegliches Faltenspiel verunmöglichen.

Wir fuhren also ins Theater. Obwohl ich mich darauf riesig freute, behielt ich meine unterschwellige Wehmut bei. Wir saßen in der zweiten Reihe. Als es um 20 Uhr nicht begann, wurde ich ungeduldig. Nach 5 Minuten Wartezeit begann ich leise vor mich hinzufluchen. Felix versuchte, mich zu beschwichtigen. Ich wurde noch wütender, ja, das sei typisch für ihn, er unterstütze diese Schlamperei auch noch. Ich wandte mich von ihm ab und vertiefte mich ins Studium des Programms, das vorwiegend aus Reklame bestand und meine Wut noch mehr entfachte. Nach weiteren endlosen 5 Minuten verdunkelte sich der Zuschauerraum. Der Vorhang öffnete sich. Der Sprecher, ein Schauspieler mit jahrzehntelangen soliden Bühnenerfolgen, rezitierte. Welch ein großes Vergnügen, ihm zuzuhören! Jeder Vokal leuchtete wie ein lupenreiner Diamant, von den Konsonanten eingefaßt, die den Laut, das Wort, eine ganze Zeile wie ein prachtvolles Schmuckstück erklingen ließen. Keine Unachtsamkeit, keine schludrig hingeworfenen Laute. Nein, alles bis in die feinste Nuance hinein durchdrungen, durchgestaltet. Und die Gedichte! Wahrhaft gemalte Fensterscheiben, Kostbarkeiten in vollkommenster Art, in das Wort hineingeboren. Im Anfang war das Wort. Während der Pause allerdings wechselte ich sofort meine innere Kassette aus, schob die alte hinein und sprach zu Felix ein paar nette, aber doch etwas reservierte Worte. Er sollte ja nicht auf die Idee kommen, die Kränkung mit dem Rabenhaar sei etwa schon wieder vergessen.

Die Pause, zwei satte Zigarettenlängen, war vorbei. Der zweite Teil gipfelte in einem von mir über alles geliebten Rilke-Gedicht. Ich badete in jedem Wort. Am liebsten hätte ich mich hingestellt, um in aufgerichteter Körperhaltung, mit weit ausgestreckten Armen, bereit zu sein für diese ungeheuerliche Wortgewalt. Aber in entscheidenden Momenten bin ich dann doch klein und ängstlich, gehemmt und wage nicht, meinem innersten Bedürfnis zu folgen.

Ich blieb also sitzen.

Und dann ereignete sich wieder etwas, was mein Leben verändern sollte. Es folgten Texte von Hesse. Und bei jener Stelle, die davon spricht, daß jeden irgendeinmal der Gedanke anfliege, daß alles Sichtbare ein Gleichnis sei und daß hinter dem Gleichnis der Geist und das ewige Leben wohne, da flog mich tatsächlich der Gedanke an, daß alles Sichtbare ein Gleichnis sei und daß hinter diesem Gleichnis der Geist und das ewige Leben wohne. Diese Worte flogen mich nicht nur an, nein, sie trafen mich mitten ins Herz. Und von dort breiteten sie sich in mir aus, über meinen ganzen Körper, überallhin, in die hinterste Zelle. Als sie sich den Hals heraufstasteten, in meinen Kopf hinein, über das Gesicht, da machten diese Worte direkt über meiner Oberlippe Halt. Dort fingen sie an, heiß zu werden, brennend, glühend, bis sie begannen, lichterloh zu brennen. Wie ein Feuerzeichen loderte es in meinem Gesicht, über meiner Oberlippe, dort wo ich nun plötzlich meine Haare vermißte. Ich erahnte etwas Wunderbares, ich wußte zwar nicht, was es war, aber es mußte etwas ganz Kostbares sein. Mir war zumute, als ob ich ein bedeutendes Geschenk erhalten hätte, da es aber eingepackt war, wußte ich noch nicht, was es enthielt. Aber ich spürte, daß es etwas Wichtiges, ja Wahrhaftiges sein mußte. Ich war beinahe wie betäubt. Überwältigt, erschüttert. Was für ein Wunder, all das. Zugleich Schmerz. Tief aus meiner Seele. Tränen rannen mir über die Wangen. Ich war in mir völlig aufgeweicht. Meine Hand schlich sich zu Felix hinüber und schob sich unter die seine, die auf seinem Knie lag. Er wußte Bescheid. Er kennt mich gut und schon lange Zeit genug, um zu wissen, was dies zu bedeuten hat, wenn ich unter seine Flügel krieche, klein, bittend. So saßen wir zwei, verbunden durch Unausgesprochenes, während weitere Gedichte an mich herangetragen wurden. Ich entschuldigte mich bei ihnen, verzeiht, mein Haus ist im Moment bis aufs äußerste besetzt. Ich kann keine weiteren Gäste mehr aufnehmen.

Langanhaltender Schlußapplaus. Grelles Licht im Zuschauerraum, allen sichtbar meine aufgeweichte Seele. Mein Gesicht, von schwarzer, angeblich wasserfester Wimperntusche gezeichnet wie von Schneckenspuren eines Tintenfisches. Felix begriff sofort. Souverän legte er seinen Arm schützend um mich, mit der linken Gesichtshälfte verkroch ich mich in ihm. So schritt ich, mit dem rechten Auge zu Boden blickend, durch die Menschenmenge.

Ich hatte nur einen Wunsch: zu schweigen.

Meine Ahnung, die ich in mir trug, war wie eine hauchzarte Seifenblase. Wenn ich zu früh nach ihr greife, bevor ich sie im Gedanklichen in Worte hineingeboren habe, zerplatzt sie. Nicht lebensfähig, wie eine Fehlgeburt. Oft habe ich es schon erlebt, wie ich durch das Ereignis des Sprechens schemenhafte Erkenntnisse auf der Stelle verloren hatte und es Jahre, ja Jahrzehnte dauerte, bis sie wieder in mir auftauchten. Derartige geistige Schwangerschaften muß ich zu Ende brüten. Der Geburtsakt vollzieht sich ohne jegliche Gewalt. Wie eine Knospe blüht das Ausgereifte in das Morgenlicht.

Felix schwieg. Er ließ den Motor des Autos an und fuhr los. Einfach durch die Nacht. Ziellos. Eingehüllt im Schweigen. Dankbarkeit in mir. Ihm gegenüber. Daß er versteht, ohne zu verstehen. Daß er keine Fragen stellt. Sondern einfach durch die Nacht fährt. Ruhig. Gelassen. Daß alles schon richtig und gut ist, so wie es ist.

Mit geschlossenen Augen saß ich neben ihm. Ich versuchte alles, was ich in mir festhielt, loszulassen. So ließ ich den Gedanken „Umweltschutz“ los, die Gedanken an die unerledigten Geschäfte ließ ich aus mir herausflattern, und andere Gedankenfetzen folgten ihnen. Und dann, dann sah ich in mir ein Bild einer leise vibrierenden Seifenblase. Jetzt – nur an nichts anderes denken, an nichts denken als diese wunderbare, feine Blase zu betrachten. Jeder Gedanke an etwas anderes würde sie sofort zum Platzen bringen: Sie ist nicht ganz rund. Dann wieder schwingt sie sich zitternd in eine ausgewogen runde Form, um sie auch gleich wieder aufzugeben und vorsichtig atmend wieder in Neues überzugehen. So verändert sie sich auch in den Farben, spiegelnd, drehend, kreisend um sich selbst in ständig neuem Spiel. Wie ist das wunderschön. Diese Durchsichtigkeit, trotzdem in klarer Begrenzung, in perlenzarten Farben, vergänglich, beispielhaft, läßt sich nicht in Besitz nehmen, sondern stirbt im Moment des Zugriffs zurück in die Winzigkeit eines Tautropfens. Ich wage kaum zu atmen. Beinahe andachtsvoll, ergeben, betrachte ich sie. Und dann, mit einer unendlichen Behutsamkeit verändert sie ihre Form zu einem blütenähnlichen Kelch, der sich ganz langsam, vorsichtig öffnet und zwei Worte freigibt: HAARE GLEICHNIS.

Und dann war alles verschwunden. Die Seifenblase war weg. Ich weiß nicht, ob sie zerplatzte, ob sie sich auflöste. Sie war einfach weg. Ich hörte plötzlich den Motor des Autos, Zigarettenrauch drang in meine Nase. Wie wenn man aus einem Traum erwacht. Aber das Wichtigste trug ich unvergeßlich in mir, trug ich in meine andere Wirklichkeit hinüber. Ich fing sofort an, die beiden Worte von allen Seiten her zu umdenken, zu betrachten. Die Haare seien also ein Gleichnis. Ein Gleichnis macht anschaulich, macht deutlich, erklärt. Die Gesichtshaare sind ja irgendwie etwas Männliches, das würde also bedeuten, daß sich auf der inneren Ebene etwas Männliches ereignet.

Ich ließ blitzschnell die letzten Wochen rückwärts abspielen und überprüfte, ob da etwa eine Veränderung festzustellen sei. Als allererstes fiel mir auf, daß ich mich in der letzten Zeit vor allem sprachlich anders ausdrückte. Worte wie „vielleicht", „möglicherweise", „eventuell" gebrauchte ich nur in Ausnahmefällen. Ich drückte mich klarer, satter aus, und vor allem stand ich zu dem, was ich aussagte, auch wenn ich auf heftigste Kritik stieß. Ich vertrat abseitige Meinungen klipp und klar. Vor Jahren nicht daran zu denken! Ängste peinigten mich, ich bog meine Aussagen sofort verbindlich in sämtliche Richtungen, windig, feige. Ebenfalls fiel mir auf, daß ich in meinen Handlungen zielstrebiger, zielgerichteter durch das dicke Gestrüpp der Trägheit und Bequemlichkeit drang, eindrang, penetrierte.

Tatsächlich, wie wenn ich eine männliche Qualität hinzugewonnen hätte! Das heißt also, daß mich die Gesichtshaare lediglich darauf aufmerksam machen, und zwar unübersehbar, mitten ins Gesicht hinein Feuerzeichen setzen, um dieses Wunderbare auszudrücken. Ich gewinne zusätzlich zu meinen weiblichen, mondenhaften Qualitäten das sonnenhafte Prinzip. Dadurch trete ich, genau wie bei den Überlegungen um die geistige Mutterschaft, aus der geschlechtlichen Halbheit heraus in die Ganzheit, das Allumfassende, das jedes Wesen in sich trägt.

Wie oberflächlich, wie dumm ich doch gewesen bin, in töricht-begrenzter Sichtweise mich über die Gesichtshaare zu ärgern. Was heißt denn da Rabenhaar, ich Närrin, Engelshaare sind es! Boten aus der inneren Welt, Heilsverkünder!

„Felix, über alles Geliebter, ich habe mich geirrt. Das Rabenhaar ist ein Engelshaar."

„Wie soll ich das verstehen?"

Er fuhr zum See. Dorthin, wo wir oft gehen, stundenlang, auf entlegenem Weg. Inzwischen hatte es leise zu regnen begonnen, lauer Sommerregen. Wir stiegen aus. Felix entfaltete über uns den weiten Regenschirm.

6. Unsere Gewichte addiert und durch zwei dividiert ergeben das Idealgewicht

Lehn deine Wang an meine Wang,
Dann fließen die Tränen zusammen;
Und an mein Herz drück fest dein Herz,
Dann schlagen zusammen die Flammen!

Und wenn in die große Flamme fließt
Der Strom von unsern Tränen,
Und wenn dich mein Arm gewaltig umschließt –
Sterb ich vor Liebessehnen! *Heinrich Heine*

Wie oft bin ich schon diesen Seeweg gegangen. Bereits als Kind, kaum konnte ich richtig gehen, verließ ich in unbeobachtetem Moment das elterliche Gehege, welches unweit des Seeweges lag. Vor mir schob ich einen Puppenwagen. Ein bedeutendes Ereignis, mich anzufreunden mit den mächtigen Bäumen, den gewaltigen Wurzeln, die wie riesige Adern über den Kiesweg führten, den Weg zu begehen, der am Ufer entlangführt, dem See ins Auge zu blicken, der still daliegt wie eine unendlich weite, milde Seele. Wie ich dies alles liebe, seit jenen frühen Tagen. Besorgte Eltern holten mich zurück. Meine Mutter weinte. So behielt ich meine große Liebe verborgen. Geheimer Zufluchtsort für gar manche Stunde. Beim Anblick des Sees löste sich meine zusammengezogene Seele jedesmal, entspannte sich, begleitet von wohltuenden Tränen. Dort bekam ich Trost. Ebenso verhielt es sich mit meinen Gefühlen des Glücks, des Jubels, der Freude. Es gab Zeiten, da quoll es so übergroß aus mir heraus, einfach, daß ich bin. Und wenn ich das Gefühl hatte, in der Welt keinen Raum für diese überquellende Freude zu finden, dann ging ich zum See, zu meinen Bäumen, zu meinem Weg, der mich aufnahm, so wie ich war, springend, hüpfend, tanzend. Er machte keinen Unterschied. Ob ich meinen

Fuß leise, vorsichtig, unsicher oder gar ängstlich auf ihn setzte, oder ob die kleinen Steinchen wie Funken auseinanderstoben, stets war ich ihm willkommen. Er nahm mich auf in den dunklen Jahren der Not. In dem Jahr meiner allergrößten Verzweiflung, das mit den Frühlingsmonaten begann, wo alles drängt zum Neubeginn, war er mir mein einziger Freund, unumwerflicher Beweis, daß auch ich irgendwo an einem Ort beheimatet bin. Trotzdem breitete sich in mir meine Einsamkeit in einer derartigen Vehemenz aus, machte sich breit wie die Üppigkeit des Sommers. Überall, wo ich hinschaute, gab es nur Liebespaare, Menschen, die zusammengehörten. Ebenso mein Mann, seit Jahren in fremder Umarmung. Im Herbst dann erlöste mich die Melancholie der fallenden Blätter aus der unerträglichen Hitze. Als die Tage kürzer wurden, viel Zeit war, sich dem Dunklen, Nächtigen zu widmen, die Menschen von ihrer Hektik etwas abließen, die Sonne auf ihrer Bahn den tiefsten Punkt erreicht hatte, da kam Felix in mein Leben, auf mich zu, mit der ganzen Kraft seiner jugendlichen Liebe.

Das Unmögliche war nicht, daß ich sehr viel älter war als er, war nicht, daß ich verheiratet war. Das Unmögliche daran war viel gewaltiger. Beinahe unaussprechbar.

Wir tasteten im Dunkeln nach dieser verbotenen Liebe. Auf verbotenem Weg. Wir schrieben uns täglich Briefe, zitternd, daß sie entdeckt würden. Täglich schrieb er mir lange, lange Briefe. Tagtäglich schrieb ich ihm. Die endlosen Winterabende, wenn die Kinder im Bett waren, ich allein in dem großen Haus, dann schrieb ich, schrieb ihm alles, was ich dachte, fühlte, was mich bewegte, schrieb mir alles aus meiner Seele heraus, hielt mich schreibend über Wasser, schrieb um mein Leben, wie eine Ertrinkende um ihr Leben schwimmt! Nach einem endlos langen Jahr und einigen bangen Monaten gingen wir endlich Hand in Hand durch die Nacht, auf meinem Seeweg, den ich so lange Zeit alleine gegangen war.

Wir gingen an unserem allerersten Abend nach dieser unbeschreiblichen Zeit des Wartens, des Hoffens und der Angst auf meinem Seeweg, zu meinem See, zu meinen Bäumen. Felix kannte meinen Zufluchtsort aus den Briefen. An diesem Abend sprengten wir das Schwere, das Unmögliche, das unsere Liebe umgab wie eine dunkle Wolke, die jederzeit über uns losbrechen konnte, einfach hinweg. Eine unbezähmbare Unbekümmertheit brach aus uns heraus. Wir rannten auf den Spielplatz, den wir von weitem sahen, wir stürmten wie übermütige Kinder auf ihn zu, diesem mit wuchtigen Bäumen umragten Platz, den ich noch aus der Perspektive meiner Mutterrolle, auf einer Bank sitzend, kannte. Wir sprangen auf die Schaukeln, wir kletterten die bis in den Himmel hineinreichende Rutschbahn hinauf, um in rasender, atemberauschender Fahrt in die Tiefe hinunterzugleiten, wir sprangen hin, wir sprangen her, wir jagten einander nach, hielten uns fest, umarmten und küßten uns, rissen uns wieder aus der wonnigen Umarmung los, um das wunderbare, aufregende Spiel wieder von neuem zu beginnen. Ach! Wie waren wir glücklich! Felix hüpfte leichtfüßig und beschwingt auf eine Wippe, ich, unbesonnen hinter ihm her, schwang mich auf die gegenüberliegende Seite, setzte mich, Felix schnellte wie eine Feder in die Höhe, wo er zappelnd versuchte, wenigstens in die waagrechte Balance zu gelangen, ich, bleischwer am Boden, bemühte mich ebenfalls, diese unendlich peinliche Situation zu verändern. „Mach dich ganz leicht!" rief Felix mir zärtlich zu, „mach dich einfach leicht, liebe Maus!" „Mach du dich doch schwer!" – „Nein, du dich leicht!" – „Du dich schwer!" – „Du dich leicht!" So riefen wir uns gegenseitig zu, lachten, und zwischen dem Lachen ertönte immer wieder „mach du dich jetzt schwer!" – „Nein, du dich leicht!" Nach langem Hin und Her schwang sich Felix aus seinem luftigen Sitz herunter und zog mich aus meiner Erdenschwere zu sich hinauf, umarmte mich leidenschaftlich und sagte immer wieder voller Begeisterung: „Wie schön, daß du nicht so leicht bist, wie ich bin. Unsere Gewichte addiert und durch zwei dividiert, ergeben das Idealgewicht." Dabei streichelten seine wohlgeformten, schlanken Hände meine Rundungen liebevoll. Noch nie in meinem Leben fühlte ich mich so rundum wohl in meiner etwas überdehnten Haut.

Jedesmal, wenn wir „meinen" Seeweg entlangspazieren, steigen diese Erinnerungen in mir auf. An ihnen sehe ich, was sich in der Zwischenzeit in uns alles verändert, entwickelt, entfaltet hat. Wir sind anders geworden. Vorbei die bitteren, blutigen Kämpfe, die wir miteinander führten und die uns jedesmal an den Abgrund einer Trennung brachten. Vorbei mein Hadern mit dem Schicksal, warum ausgerechnet ich mich mit einem solchen Mann zusammentue, der wie ein junges Kalb, welches das erstemal auf der Alp ist, unkontrollierte wildeste Bocksprünge macht und dabei nach allen Himmelsrichtungen wild um sich schlägt.

An diesem Abend unter dem großen dunkelgrauen Regenschirm erzählte ich ihm, was ich, während er mich durch die Nacht fuhr, in mir gefunden hatte. Ich erzählte ihm von dem Rabenhaar, das eigentlich kein Raben-, sondern ein Engelshaar sei und daß dieses Engelshaar mir eine frohe Botschaft bringe, nämlich die Botschaft, daß in meinem Innern eine Bereicherung stattgefunden habe, jawohl, in mir entfalte sich nämlich eine sonnenhafte Qualität, die mich in meiner mondenhaften Orientierung wunderbar ergänze. Es sei wie ein Heraustreten aus der geschlechtlichen Halbheit in die Ganzheit des Menschseins. Menschwerdung! Und er verstand. Kein intellektuelles Gerangel linear-logischer Denkweisen, die immer nur von unten herauf entwickelt werden und deshalb immer falsch sind, falsch sein müssen. Die tiefsten Wahrheiten entwickeln sich niemals von unten her. Sie folgen anderen Gesetzmäßigkeiten. Felix versteht mich aus seinem Herzen, seiner Herzensintelligenz. Wie sehr ich ihn liebe!

Auch an diesem Abend kamen wir zum Spielplatz. Und auch an diesem Abend öffneten wir uns für unsere Ausgelassenheit. Wir rasten beide gleichzeitig los, wie aus der Pistole geschossen, ich etwas schwerfälliger einige Schritte hinter ihm. Er machte ein paar akrobatische Luftsprünge an Ort und Stelle, so, daß ich ihn einholen, ja, sogar überholen konnte. Ich rannte auf die Schaukeln zu, schwang mich auf eine und holte mit kräftiger Bewegung zum Start aus. In weitem Schwung wehte ich durch die Nacht in den Himmel hinauf, Felix auf der Schaukel neben mir. Manchmal flogen wir synchron, wie zwei abgestimmte Helikopter. Wir riefen uns zu, Kosenamen, lieblichste Zärtlichkeiten, dazwischen zischten wir uns all die im Alltag liegengebliebenen Giftpfeile um die Ohren: „Zänkische Giftnudel", „rechthaberisches Machtweib" usw. Ich blieb ihm nichts schuldig diesbezüglich, bombardierte ihn mit den erlesensten Wortspielereien liebreizender Konvenienz, mit gelegentlichen Hammerschlägen garniert. Nach unseren ersten Kampfjahren hatten wir gelernt, daß wir vor allem Mühe hatten, uns gegenseitig die negativen Gefühle mitzuteilen. Jeder schleppte einen Rucksack voller Kränkungen mit sich herum, der sich dumpf und träg über alles Lebendige stülpte. Wir machen also von Zeit zu Zeit „Useputzete", leeren den Kropf, putzen den verstopften Ofen durch. Und dann kann unsere Liebe ungehindert leben, atmen, glühen.

Der Regen wurde inzwischen kräftiger, als ob auch er sich einer Generalreinigung anschließen wollte. Begleitet von prasselnden Regentropfen sausten wir durch die Lüfte und entledigten uns sämtlicher seelischer Druckstellen. Durchnäßt, ich leicht fröstelnd, suchten wir einen regendichten Unterschlupf. Wir fanden, eingebettet und umwuchert von Gestrüpp und Sträuchern, große Zementröhren, welche von Kindern für die unterschiedlichsten Spiele benützt werden. Sie sind ziemlich geräumig. Kinder können mühelos darin stehen. Felix klappte einfach seinen langen, biegsamen Körper zusammen und durchforschte kauernd den Ort, ich kroch auf allen vieren hinterher. Offenbar hatten sich Kinder hier auch bereits gemütlich eingerichtet, der Boden war mit Laub bedeckt. Wir kuschelten dicht aneinander, ineinanderverschlungen, durchnäßt, verlaubt, über uns die Regentropfen, die auf die Röhren klopften. Wenn es jetzt noch anfängt zu blitzen und zu donnern, ist mein Glück vollkommen, dachte ich. Wie oft habe ich mir das gewünscht! In den Armen des geliebten Prinzen, tief im Wald, beschützt und geborgen, die Gewalt der Natur zu erleben, zu beben und zu zittern vor Drohendem und zugleich in der hintersten Ecke zu wissen, mir kann nichts, gar nichts passieren.

Das Gewitter kam nicht, mein Glück wäre wohl zu vollkommen gewesen. Bis jetzt kam das Unwetter in meinem Leben in ausgesprochen ungünstigen Momenten, da ich nichts, aber auch gar nichts von der langersehnten Qualität des Aufgehobenseins und Geborgenseins erfahren konnte. Im Gegenteil! Blitz und Donner brachen über mir los, als ich mit meinem 11 Meter langen Armeeweidling zwischen zwei Ufern hing, mit zwei müden Passagieren an Bord, die des Schwimmens und Navigierens unkundig waren. Mit defektem Motor, ohne Schwimmwesten, weder Notsignal noch Notflagge, einem einzigen Ruder, das so schwer war, daß ich es selbst in trockenem Zustand nicht hätte vom Boden aufheben können. Da donnerte und blitzte es gewaltig. Das Wasser, schwarz, aufgewühlt, tobte wütend unter uns. Der lange Kahn, dem wilden Wasser widerspruchslos gehorchend, legte sich in die Wellen, füllte sich allmählich mit Wasser, ich schlug mir wehklagend die Hände auf die Brust. Ach, ich Unglückselige, hätte ich geahnt, daß diese beiden auf dem Festland so munteren Burschen im Element des Wassers eine derart hilflose Figur abgaben, niemals hätte ich sie eingeladen, eine Bootsfahrt mit mir zu unternehmen. Nun war mein Schicksal an ihres gebunden. Schließlich war ich die Kapitänin des Gefährts und konnte unmöglich als erste das sinkende Schiff verlassen. So werde ich wohl oder übel mit ihnen untergehen. Verdiente Strafe für meine stete Bereitschaft, ohne langes Überlegen visuelle Reize in etwas Handfestes umzusetzen. Zwischen Blitz und Donner tauchte plötzlich am Horizont des nachtschwarzen Himmels ein Boot auf. Ein Mann, der mich bereits während des ganzen Sommers mit seinen Hilfsangeboten vergebens umkurvt hatte, mußte wohl das Schauspiel beobachtet haben. Jetzt war sein großer heldenhafter Auftritt gekommen. Seine Hilfe hatte ich bis jetzt eisern zurückgewiesen, mochte ich auch in einer noch so mißlichen Situation stecken. So wies ich sie zurück, als der Wind mich noch tiefer in das Schilf (dazu noch ins Naturschutzgebiet!) hineintrieb. Ich wollte keine Manneshilfe. Das wäre ja gelacht! Die dümmsten Männer fahren die größten Schiffe übers Meer, da werde ich doch diese kleine Holzgondel über den See bringen!

Nun war seine Stunde gekommen. Beweis, daß Frauen fremder Hilfe bedürfen. Er kämpfte sich tapfer durch die tobenden

Wellen, siegessicher, wie ein Held, ein Mann der Tat, ein Mann des Mutes. Ich warf mich ihm schluchzend an die behaarte, seemännische Retterbrust, voller Reue, schwor ihm und mir bei dem heiligen Pirmin der Insel Reichenau, mich nie wieder ohne männlichen Schutz auf das weite Wasser hinauszuwagen. Wohl ein großer Moment für einen Mann dieses Schlages, Bestätigung seines Weltbildes. Donner begleitete seine Genugtuung. So fuhr er denn zufrieden mit mir, seiner lang umpirschten Beute, und den beiden Nichtschwimmern ans Land. In mir aber war alles eiskalt. Bevor wir das Ufer erreichten, kam ich wieder zu Verstand; niemals werde ich das Steuer meines Bootes aus der Hand geben! Aber ich werde es auch nie wieder mit belastender Fracht beladen, die mich daran hindert, es sicher durch den Sturm und die Wellen zu führen.

Ich machte mein Boot am Ufer fest. Bedankte mich für die Rettung und ging. Nach zweieinhalb Stunden Fußmarsch, patschnaß und trotz Komplikationen am Zoll wegen des fehlenden Ausweises, schritt ich dennoch wie eine Königin durch die Nacht. Ich hatte etwas Wichtiges begriffen.

Ich wußte zwar nicht, weshalb ich mich in diesem Moment mit Felix an jenes Erlebnis erinnerte, aber ich fühlte, daß es irgendwie einen Zusammenhang geben mußte. Mir fielen die zahlreichen Kämpfe ein, die ich mit Felix hatte, wobei ich in mir immer wieder diese Stimme hörte: Ich gebe das Steuer meines Bootes nicht in andere Hände.

Als der Regen etwas nachließ, machten wir uns zum Auto auf und fuhren nach Hause. Es war bereits 3 Uhr.

Am nächsten Tag klingelte der Wecker wie jeden Morgen unerbittlich um 6 Uhr. Obwohl ich es hasse, oder besser gesagt fürchte, nicht sofort aufzustehen, sondern nochmals eine Runde im warmen Bett zu drehen, stellte ich den Wecker auf sieben, allerdings mit gewissen Befürchtungen. Ich kenne mich nun über vierzig Jahre und habe mit mir diesbezüglich schon einiges erlebt. Meine Körperlichkeit neigt zu einer derartigen Trägheit und Bequemlichkeit, daß sich das leiseste Zugeständnis bereits verheerend auswirkt. Mein Körper erinnert mich oft an ein unbeschreiblich träges, müdes Pferd, das lahm durch die Gegend schlendert, sich lieber vor einem Hindernis hinlegt und schläft, als es mit gesammelter Kraft zu überwinden. Der Reiter indessen, der an und für sich um einiges wacher und gefaßter wäre, knickt auf dem durchhängenden Rückgrat des Pferdes immer wieder ein und läuft Gefahr, sogar herunterzufallen. Und genauso geht es meinem Geist. Immer wieder stürzt er in die Schwere der Erde, wird dumpf und zäh. Erst wenn sich der Körper in eine Sammlung, in eine aufrechte Haltung bringt, schwingt er sich oben auf und beginnt zu arbeiten. Pferd und Reiter, welche im Zusammenspiel ihrer Kräfte Hindernisse überwinden, sind für mich ein Symbol für das Zusammenwirken von Körper und Geist. So wirkt sich bei mir jeder Müßiggang unverzüglich auf meine geistige Aktivität aus. Ich stand also eine Stunde später als sonst, um sieben Uhr, auf. Noch immer müde. Die Erinnerung aber an den vorangegangenen Abend und die Nacht durchdrang die Müdigkeit zuverlässig.

Ich ging in mein Arbeitszimmer, um das Hesse-Gedicht herauszusuchen. Ich wollte es nochmals nachlesen, Wort für Wort in mir aufnehmen, begreifen, anknüpfen am Gestrigen. Ebenso wollte ich die körperliche Ursache wissen, die für das Sprießen der weiblichen Gesichtshärchen verantwortlich ist. Ich schlug in einem medizinischen Nachschlagewerk nach und landete bei den Hormonen. Und da stand es dann schwarz auf weiß: In den Wechseljahren der Frau geht die Produktion des weiblichen Geschlechtshormons Östrogen allmählich zurück, währenddessen sich die Produktion des männlichen Geschlechtshormons Testosteron nur gering vermindert. Das bestätigte mich in meinen Überlegungen. Ich wollte noch mehr über das Testosteron wissen und fahndete weiter. Das Testosteron sei für die Aggression verantwortlich. Nun, Aggression heißt wörtlich, auf etwas zuschreiten. Ja, unerschrocken, zielstrebig auf etwas zugehen, eindringen, ja verdammt, penetrieren! Ins Geistige übertragen heißt das, gedanklich in etwas eindringen, etwas durchdringen. Das Testosteron befähigt mich also, auf der körperlichen Ebene aus meinem vagen Dornröschenschlaf aufzuwachen, windige Formulierungen und labbrige Puddingworte zu überwinden, zu mir zu stehen, zu meiner Meinung – so wie ich bin, so bin ich – mich nicht mehr nach hundert Ecken abzusichern, nicht mehr jedem gefallen zu müssen, nicht mehr lieb Kind, lieb Weib zu sein. Ach, wie wohltuend, endlich aus dieser verängstigten Haltung herauszutreten in eine klare Kontur! Gott sei Dank sprießen mir diese unübersehbaren Wegweiser mitten im Gesicht, auf daß ich es nie mehr übersehe! Die zweite Lebenshälfte ist gekennzeichnet durch das Prinzip der Ganzheit. Ich trete aus meiner geschlechtlichen Halbheit, aus meiner Einseitigkeit der weiblichen Verhaftung heraus und ergänze mich durch das männliche Prinzip. So bekomme ich die Möglichkeit, in mir ganz zu werden, in mir rund.

Inzwischen war Felix aufgestanden. Er fahre schnell in die Stadt, zur chemischen Reinigung. Er brauche seinen Anzug morgen abend. Wenn er mein Kleid finden könnte, würde er dieses auch noch mitnehmen. Er bringe dann noch frische Brötchen fürs Frühstück mit, und den vergessenen Regenschirm hole er auch noch auf dem Spielplatz. Ich fand mein Kleid nach einigem Suchen. Es war im Badezimmer versehentlich in das Katzenkistchen gefallen. Die Katze ließ sich das nicht bieten, scharrte es zur Hälfte hinaus, während sie die andere Hälfte mit leider nicht mehr ganz frischem Katzenstreu zudeckte. Dieser zerknitterte, stinkende Lappen war einst ein sehr ansehnliches, blaßtürkisfarbenes Seidenkleid. Felix schüttelte es sorgfältig aus, legte es über seinen am Arm hängenden Anzug und verschwand.

Ich ging in die Küche und begann das Frühstück zuzubereiten. Danny, die ausnahmsweise frei hatte, kam verschlafen zu mir und erkundigte sich, ob es Frühstück gebe. „Felix fuhr schnell in die Stadt, um Brötchen zu kaufen.“ „Wieso holt er sie nicht im Dorf bei unserm Bäcker?“ „Er mußte noch zur chemischen Reinigung in die Stadt.“ „Wieso denn so früh?“ „Er braucht seinen Anzug morgen abend.“ „Den Anzug, den er gestern getragen hat, als ihr ins Theater gingt?“ „Ja!“ „Wieso ist er denn im Theater dreckig geworden?“ „Wir waren anschließend noch auf dem Spielplatz.“

„Ach so.“ Keine weiteren Fragen mehr. Es war ihr offenbar ganz klar und verständlich, daß zwei Erwachsene nach einem Theaterbesuch sich anschließend auf einem nassen Spielplatz herumtummeln.

Inzwischen kam Felix mit feinduftenden Brötchen.

7. Das große Drama der begabten Frauen

> Denn die einen sind im Dunkeln
> Und die andern sind im Licht
> Und man siehet die im Lichte
> Die im Dunkeln sieht man nicht.
> *Bertold Brecht*

An einem Herbstabend lud ich die Frauen aus meiner Selbsterfahrungsgruppe ein, mit denen ich bereits seit zweieinhalb Jahren arbeitete. Ich bereitete ein Referat über Sinn und Bedeutung der Wechseljahre vor, für die anschließend stattfindende Diskussion ein Raclette-Essen mit fünf verschiedenen Quarksaucen, mit Abstand das einzige, was von meinen Kochkünsten genießbar ist.

Es war ein aufregender Abend, d.h. ich war sehr aufgeregt. Feuerprobe. Wenn „meine" Frauen mich nicht verstehen, wer sollte mich denn überhaupt verstehen! Zugleich schlichen sich Bedenken ein, die Frauen könnten mich in dieser ungewohnten Rolle, in der ich ganz klare Perspektiven meiner Betrachtungsweise aufzeige, ablehnen. Schließlich kannten sie mich einzig in meiner beruflichen Aufgabe als verstehende, einfühlende Begleiterin ihrer inneren Prozesse. Ich leitete denn meine Ausführungen entsprechend ein, indem ich ein paar langweilige, nichtssagende Vorboten voraussandte, meine Befürchtungen zu betäuben, fehlendes Rückgrat durch ein paar leere Sätze zu ersetzen. Gott sei Dank bemerkte ich mein eigenes Gefasel rechtzeitig, warf den altbekannten, viel zu engen Mantel ab, befreite mich von meinen Ängsten und Phantasien. Wie gut mir das tat, diesen Unsinn abzuwerfen und einfach so zu sein, wie ich bin, wenn ich wage so zu sein, wie ich bin!

Die Frauen, sechs davon im Alter zwischen 22 und 29 Jahren, eine 36 und eine 39 Jahre alt, hörten mir mit größter Aufmerksamkeit zu, stellten Fragen, leuchteten jene Aspekte aus, die ich übersah, engagierten sich zusehends. An diesem Abend begriff ich: Wechseljahre sind nicht nur für 50jährige von Bedeutung, genau wie das Thema über Sterben und Tod nicht nur 80jährige angeht. Die Zeit des Wechsels ist ein grundsätzliches Frauenthema, gleich welchen Alters. Und wenn man den Blickwinkel über das Geschlechtliche hinausrichtet, ist es zweifellos auch eine ebenso grundsätzliche Frage des Mannes. Oh, diese Frauen, „meine" Frauen, wie ich sie alle liebe! Diese Frauengruppe, eine wahre Schatzkiste ist sie, Fundgrube verborgener Kostbarkeiten! Wie sie sich alle aus ihren Schwierigkeiten herausarbeiteten, sich freischaufelten von all dem übereinandergelagerten Schutt. Welch mühselige Kleinarbeit, Millimeter für Millimeter das Einengende, Übergestülpte abzustreifen, loszuwerden und sich dann allmählich selbst zu spüren, in der ganzen Vielfalt des Daseins, den Reichtum eigener Begabungen, Fähigkeiten und Talente zu entdecken, freizulegen und endlich lebendig zu sein: Zu leben! Sie waren sich gegenseitig behilflich, schauten einander ab, wie dieses oder jenes Problem angegangen wird, halfen sich auch in der Bewältigung ihrer Alltagsprobleme wie z.B. Wohnungssuche, Umzug, Kinderhüten usw. Obwohl ich diesen Beruf nun seit zehn Jahren ausübe, ergreift mich das Wunder des inneren Wachsens und Werdens immer wieder neu. Meine Arbeit ist wie Geburtshilfe, ich darf dabei sein, wenn Neues, Lebendiges geboren wird. Die große Kunst in dieser Arbeit besteht vor allem darin, sich als Begleiter dem organischen Lebensprozeß innerer Abläufe unterzuordnen, den Geburtsvorgang nicht zu stören, zu manipulieren und das Neugewordene nicht am Leben zu hindern. Ein in unserer Zeit verpöntes Wort erklärt dies in absoluter Präzision: Demut. De-Mut, Mut, das Selbst in den Dienst einer großen Ordnung zu stellen.

Tanja, Eva und Sarah, drei junge Frauen in meiner Gruppe, alleinerziehende Mütter, ohne Beruf, ohne gesichertes Einkommen, die Kindsväter entweder zahlungsunfähig oder -unwillig. Tanja und Sarah darüber hinaus schicksalshaft verbunden.

Tanja. 22 Jahre alt. Ihre übersprühende Energie, ihre Lebendigkeit wohnt in einem kleinen, grazilen Körper. In ihrem unermüdlichen Temperament war sie ein anstrengendes Kind gewesen. Anders als ihre drei älteren Geschwister. Sie war aufgeweckter, unartiger, vorwitziger, frecher. Sie wurde oft zurechtgewiesen. Nimm dir ein Beispiel an deinen Geschwistern! Dir werd ich den Meister noch zeigen. Mit deinem Dickschädel kommst du nicht durch die Welt! Auf deine Krokodilstränen falle ich nicht herein. So die Mutter. Der Vater indessen liebte sein jüngstes Kind über alles, dieses witzige, kleine Mädchen, das jauchzte, wenn es glücklich war, laut weinte, wenn es traurig war, und zetermordio brüllte, wenn es empört oder wütend war. Mittags wartete es bereits um Viertel vor zwölf auf dem Mäuerchen vor dem Haus, bis der Vater um fünf nach zwölf um die Straßenecke bog. Papi! Papi! Papi! Es rannte ihm entgegen, stürzte sich in die weitausgebreiteten Vaterarme. Er fing es auf, hob es hoch, drehte sich mit ihm im Kreis, beide jubelnd, glücklich. Er drückte es an seine Wange und küßte dieses heißgeliebte Kindergesicht. Die ganze Nachbarschaft war Zeuge dieser innigen Liebe. Die meisten freuten sich darüber. Eine ältere, verwitwete Frau, die täglich am Fenster sitzt und für ihre fünf Enkel strickt, gestand der bereits erwachsenen Tanja einmal, daß sie jeden Tag auf diesen Moment der Begrüßung gewartet habe. Manchmal zwar, da hätte sich zur Freude zugleich ein kleiner, stechender Schmerz in der Brust dazugesellt, und nicht selten seien ihr ein paar Tränen die Wangen heruntergerollt, auf das Strickzeug auf ihrem Schoß. Das Glück der beiden dauerte, außer Samstag und Sonntag, etwa sechs Minuten. Solange nämlich, bis sie im Haus waren, die Schuhe ausgezogen hatten, die Treppe hinaufgestiegen waren und in die Küche traten, wo die Mutter mit den andern Kindern bereits am Tisch saß. Bevor sie den Vater begrüßte, erzählte sie ihm sämtliche Missetaten der kleinen Tanja, die sich am Vormittag abspielten. Manchmal wurden sogar noch diejenigen vom Vortag aufgewärmt, obwohl diese eigentlich längst abgebüßt waren. Es spielte sich immer auf die gleiche Art und Weise ab: Tanja kommt an der Hand des Vaters zur Türe herein, bei den ersten mütterlichen Anklagesalven bleibt die Hand des Vaters noch warm, hält die ihre schützend fest. Der Ton der Mutter wird fordernder. Dieser eigensinnige Fratz müsse endlich mal erzogen werden! Der Vater versucht zu beschwichtigen. Nun würde er ihr auch noch in den Rücken fallen, sie habe es schon schwer genug mit diesem Kind. Die Hand des Vaters wird allmählich spröder, eckiger, härter, wird kälter, das Schützende verschwindet. Entweder das Kind oder sie! Er läßt die kleine Kinderhand los, übergibt sie ihrem eigenen Schicksal. Er soll doch endlich etwas tun, sie in ihren Bemühungen um eine korrekte Erziehung unterstützen. Und er unterstützte. Widerwillig. Halben Herzens. Weist das kleine Mädchen zurecht. Hält ihr eine Standpredigt. Oft genügt dieser Akt elterlicher Einigkeit nicht. Er muß handfestere Beweise erbringen. So kommt es nicht selten zu einem, manchmal auch zwei oder gar mehreren Klapsen auf den Hintern. Tanja schreit wie am Messer, nicht der körperlichen Schmerzen wegen, sie schreit vor Empörung, weil sie spürt, daß der Vater es nur der Mutter zuliebe macht. Sie fühlt sich von ihm verraten. Am nächsten Tag wartet sie wieder mit glühendem Kinderherzen auf dem Mäuerchen. Lieber Gott, mach, daß es heute nicht geschieht. Der liebe Gott erhörte selten ihr Gebet. Nach der Scheidung der Eltern blieb sie mit den Geschwistern bei der Mutter. Der Vater könne sie leider nicht bei sich haben. Um sich die Liebe der Mutter zu sichern, begann sie, die Liebe zum Vater zu verleugnen.

Vor einigen Jahren meldete sie sich bei mir. Sie sei verzweifelt. Sie wisse nicht mehr ein und aus. Zum ersten Besprechungstermin erschien sie nicht. Sie rief an. Sie habe derartig heftige Angstzustände, sie wage nicht auf die Straße zu gehen. Zum zweiten Termin erschien sie, ängstlich, eingehüllt in drei große, übereinandergeschichtete Pullover. Sie wisse auch nicht, was eigentlich mit ihr los sei. Sie werde seit einiger Zeit plötzlich von heftigen Ängsten überflutet und nun habe sie Angst, durchzudrehen. Sie könne diese Ängste auch gar nicht verstehen, es gehe ihr nämlich in ihrer derzeitigen Situation recht gut. Sie lebe mit ihrem Freund zusammen, der sei geschieden und Vater eines Kindes, sie liebe ihn sehr, sie sei im dritten Monat schwanger, ihre Ausbildung als Kindergärtnerin habe sie aufgegeben, in den nächsten Monaten würden sie heiraten. Der

Bauch wuchs, die Ängste ebenso, und die Schwierigkeiten mit ihrem Freund begannen. Sie wollte mit ihm über ihre Angst sprechen, wollte sich an ihn anlehnen, sich zu ihm ins Bett kuscheln, wenn nachts Ängste sie wachhielten. Er wollte damit nichts zu tun haben! Sie reagierte darauf mit Panik, bekam noch mehr Angst und suchte vermehrt Schutz bei ihm. Er begann, des Abends ohne sie auszugehen. Einmal blieb er eine ganze Nacht weg. Sie stand die ganze Nacht am Fenster und wartete auf ihn. Er blieb immer öfter nachts weg. Sie saß im Bett, zitternd vor Angst und hoffte, daß er bald kommen würde. Sie begann an seiner Liebe zu zweifeln, wollte von ihm wissen, was er denn überhaupt für sie empfinde. Er wisse es auch nicht; vielleicht liebe er sie, vielleicht auch nicht. Sie bohrte weiter, suchte verzweifelt eine Antwort, an der sie sich orientieren konnte. Die Antworten blieben wässrig, unklar. Vielleicht, vielleicht auch nicht. Sie wollte von ihm wissen, ob er denn während der Geburt bei ihr sei, sie habe davor Angst. Vielleicht, vielleicht auch nicht. Zu den Rockkonzerten nahm er sie nun nicht mehr mit. Das sei doch klar, daß er sie mit dem dicken Bauch nicht mitnehme. Susi, ihre beste Freundin, begleitete ihn jeweils. Sie solle sich doch nicht so blöd anstellen und eifersüchtig sein, das sei doch klar, daß er nun eine andere mitnehme. Sie biß auf die Zähne, selbstverständlich wollte sie nicht kleinlich sein. Sie sagte sich, das sei doch schließlich völlig normal. Er solle sich ruhig amüsieren und Spaß haben, denn wenn sie ihn wirklich liebe, sollte sie sich doch eigentlich für ihn freuen. Diese Vernunftsüberlegungen wurden immer wieder durchkreuzt von heftigsten Angstzuständen. Am 22. Dezember gebar sie zwei gesunde Mädchen. Er hatte sie morgens um vier ins Spital gebracht. Dann ging er wieder, und sie hörte einige Tage nichts mehr von ihm. Sie versuchte, ihn zu Hause anzurufen. Ohne Erfolg. Erst als sie die Nummer ihrer Freundin wählte, erreichte sie ihn. Sie bat ihn, doch zu ihr zu kommen, auch benötigte sie noch dringend einige Sachen, von daheim. Er kam. Ob er sich nicht freue über seine Kinder? Vielleicht, vielleicht auch nicht. Aber sie müßten doch einen Weg finden, schließlich seien sie nun Eltern. Er wisse auch nicht, was er wolle. Und er ging. Zurück blieb eine total aufgelöste Tanja, verzweifelt, weinend, um Hilfe schreiend, um sich schlagend, zugleich gepeinigt von Angst, man könnte sie für verrückt erklären. Am 31. Dezember wurde sie entlassen. Sie versuchte ihn nochmals dazu zu bewegen, sie doch mit den Kindern nach Hause zu fahren. Er wollte nicht. Sie bestellte ein Taxi und fuhr mit dem Auto durch die verschneiten Straßen, die kleine Lea, um 30 Gramm leichter als ihre Schwester, lag in einem Tragkörbchen eingebettet neben ihr auf der hinteren Sitzbank, Sabina, in warmen Decken eingehüllt, hielt sie in ihren Armen. In der Stadt herrschte hektischer Verkehr, Silvestervorbereitungen. Der Taxifahrer, ein junger, freundlicher Mann, erkundigte sich immer wieder, ob es gut ginge mit den Kindern, ob er noch mehr heizen solle und ob denn ihr Mann nicht da sei und ihr behilflich sein könne. Nein, sie sei allein. Dabei schluckte sie die Tränen hinunter. Der Taxifahrer half ihr, die Kinder in die ungeheizte Wohnung hinaufzutragen. Er wollte kein Geld nehmen. Betroffen und verlegen verabschiedete er sich rasch. Falls sie irgendwann seine Hilfe brauche, sie könne ihn jederzeit anrufen, und er gab ihr sein Kärtchen mit seiner Adresse.

Da saß sie nun. Die Zwillinge. Die kalte Wohnung. Schluchzend rief sie mich an, ich kann nicht, ich kann nicht, ich kann einfach nicht ... Dann machte sie Feuer. Stellte die Bettchen in die Küche, schaltete den Backofen an und eine zusätzliche Heizwand, von der Nachbarin ausgeliehen. Auf dem Küchentisch richtete sie den Wickeltisch ein. Das war ihr Silvester. Während die Kirchenglocken das alte Jahr ausläuteten, stillte sie die kleine Lea, und während es zwölf schlug, rannen ihr die Tränen hinunter auf ihre Brust und benetzten das Kindergesicht. Lea ließ sich davon nicht stören. Sabina weinte ungeduldig, sie wollte ebenfalls ihre Mahlzeit. So begann ihr neues Jahr, besorgt um das Wohl der Kinder, kaum Zeit, an sich zu denken. Zwar hoffte sie noch immer, er möge doch zu ihr zurückkehren, dazwischen Zusammenbrüche, von unbeschreiblichen Ängsten begleitet, daß sie untergehe, so allein, auf sich gestellt, ohne seine Hilfe. Sie raffte sich immer wieder auf, brach erneut zusammen, flehte um seine Unterstützung. Aber sie mußte ohne ihn den unförmigen Zwillingswagen mühsam durch den Schnee schieben, sie selbst, fast noch ein Kind, der Wagen beinahe zu schwer für die kleine zierliche Frau. Nach langem Hin und Her, nach immer sich wiederholenden Enttäuschungen faßte sie den Entschluß, die Hoffnung auf ihn endgültig zu begraben. Sie weinte einige Nächte in ihr Kissen, dazwischen weinte eins der Kinder, die sie zu umsorgen hatte. Dann packte sie sämtliche Utensilien, die er noch immer bei ihr hatte, zusammen, Pyjama, Unterwäsche, Fotoapparat, verschiedene Tassen und eine Bratpfanne. Und da er diese Dinge nicht abholen wollte, brachte sie sie ihm in sein neues Domizil bei ihrer einstigen Freundin. Als sie mit ihrer Hoffnung endlich Schluß machte, verschwanden auch ihr Ängste plötzlich.

Tanja kämpfte an allen Fronten. Sie setzte sich mit ihrer lebensgeschichtlichen Problematik auseinander, arbeitete all das Liegengebliebene auf, löste sich innerlich von ihrem Freund und begrub die Vorstellung des glücklichen Familienlebens, kümmerte sich um ihre Kinder, vor allem in den ersten Monaten rund um die Uhr. Zu alledem hatte sie kein Geld. Sie versuchte zwar, einer Arbeit nachzugehen, Nachtwache in einem Altersheim. Jedoch die Betreuung ihrer beiden Mädchen war derart schwierig, daß sie nicht einfach einen Babysitter einsetzen konnte, sondern jemand Erfahrenen, der mit zwei kleinen Babys umgehen konnte. Durch den häufigen Wechsel der Betreuungspersonen gerieten die Kinder aus ihrem gewohnten Rhythmus, wurden nervös, weinten noch häufiger, besonders die kleine Lea zeigte heftige Reaktionen. So konnte sich Tanja auch tagsüber nicht von ihrer Arbeit erholen.

Als sie körperlich derart ausgelaugt war, übermüdet und erschöpft, ging sie, nach einigem Zögern, zur Fürsorge. In Deutschland heißt diese Einrichtung Sozialamt. Diese Bezeichnung ist um einiges korrekter, man weiß, man hat es mit einem Amt zu tun. Hier in der Schweiz heißt dies Fürsorge, und die Person, welche diese Funktion ausübt, wird als Fürsorger bzw. Fürsorgerin bezeichnet. Und das ist sehr irreführend. Die Menschen, die sich an einen Fürsorger oder an eine Fürsorgerin wenden, sind nämlich der Meinung, sie hätten es mit jemandem zu tun, der fürsorgt, der für sie da ist, für sie sorgt. Die Enttäuschung ist unvermeidbar. Der Fürsorger sorgt, von wenigen löblichen Ausnahmefällen abgesehen, in erster Linie für die Gemeinde, sorgt dafür, so wenig als möglich Ausgaben verbuchen zu müssen. Oft sind diese Fürsorge-Personen ausgesprochen tüchtige Buchhalter, Hüter eines kostbaren Vermögens. Sie zahlen ungern an Bedürftige, und wenn, mit der Gebärde, als wenn Perlen vor die Säue geworfen würden, mit vorwurfsvoller Miene, wie wenn sie es aus eigener Tasche bezahlten und nun auf den Sonntagsbraten verzichten müßten. Ich kenne allerdings auch Gemeinden, die mit größter Sorgfalt eine Person für dieses wichtige Amt aussuchen, die hohen mitmenschlichen Anforderungen gewachsen sein muß. Da steht an erster Stelle die Qualität der Liebesfähigkeit einem bedürftigen Menschen gegenüber und nicht die Fähigkeit, in Soll und Haben zu denken.

Tanja, in ländlicher Gemeinde, ging also den schweren Gang zum Fürsorger im Nebenamt. Er war gerade im Garten beschäftigt und ließ sich nicht von der Arbeit abbringen. Ja, da könne jede kommen. Das müsse man sich eben vorher überlegen. Er kenne sie schon, sie hätte doch früher in der verlausten Kommune gehaust. Ja. Sie habe. Zwar nicht verlaust. Sie solle ihm nur nicht noch frech kommen. Da stand sie, im Gartenbeet. Der Fürsorger, der sich um alles andere sorgte, um seine Kohlköpfe, das Unkraut, um die angeblichen Läuse der Kommunenbewohner, um die Moral, um alles, aber sicher nicht um sie, um ihre Situation. Mit keinem einzigen Gedanken zeigte er sich um ihr Wohl und das der Kinder besorgt. Sie wiederholte, sie brauche dringend Geld. Ob denn der Vater der Kinder keine Alimente bezahle. Nein, bis jetzt eben nicht. Dann solle sie dem doch auf die Bude steigen oder sich nicht mit einem solchen Typ ins Bett legen, der dann nicht zahle. Das habe sie doch nicht gewußt, sie hätten doch heiraten wollen ... Die letzten Worte schluckte sie mitsamt ihren Tränen hinunter. Der alte Schmerz überfiel sie noch einmal, während sie den Gartenweg zurückging, zum Kinderwagen. Sie schob ihn die steile Straße hinauf. Schluchzend rief sie mich an, jetzt könne sie nicht mehr, sie schaffe es einfach nicht mehr. – Dann besorgte sie sich Unterlagen, die sie über ihre Rechte aufklärten. Sie ging nochmals zum Fürsorger, diesmal mit den „Richtlinien für Unterstützung" in der Hand. Er geriet außer sich vor Wut, wer ihr denn dieses Papier ausgehändigt habe. Sie raffte ihre ganze Kraft zusammen, das tue jetzt nichts zur Sache.

Als ich eine Selbsterfahrungsgruppe für Frauen ausschrieb, fragte mich Tanja, ob Sarah, die geschiedene Frau ihres ehemaligen Freundes, die sie inzwischen kennengelernt habe, auch in der Gruppe teilnehmen könne. Sarah, gleichaltrig mit Tanja, hat ein dreijähriges Mädchen aus ihrer kurzen Ehe. Sie ist eine sehr verträumte, ausgesprochen hübsche, junge Frau. Mit ihren dunklen Haaren und der hellen Haut erinnert sie mich an Schneewittchen. Sarah sprach zunächst wenig von sich. Sie hörte aufmerksam zu, nahm alles auf, beobachtete. An einem Abend jedoch erzählte sie uns mit leiser Stimme, die ihr manchmal entglitt, weil ein kaum hörbares Schluchzen sie unterbrach. Sarah erzählte. Von ihrer Ehe. Von der Trennung. Von der Scheidung. Neun Frauen hörten ihr zu. Alle betroffen. Sprachlos. Sie habe ihren Mann sehr geliebt. Am Anfang sei alles schön und gut gewesen. Dann hätten sie zusammen gewohnt und später dann geheiratet. Bereits als sie mit ihm zusammengezogen sei, habe sie plötzlich Ängste bekommen, die sie sich nicht erklären konnte. Sie habe noch nie unter Derartigem gelitten. Sie wollte mit ihrem Mann darüber sprechen, er habe sie zurückgewiesen, damit wolle er nichts zu tun haben. Dann wurde sie schwanger. Die Angstzustände wurden häufiger und auch heftiger, ihr Mann sei dann oft nachts weggegangen. Manchmal sei er die ganze Nacht nicht nach Hause gekommen. Sie wartete auf ihn. Wenn er dann gegen Morgen gekommen sei, habe sie Heulkrämpfe bekommen. Sie sehe schon ein, sie habe einen großen Fehler gemacht, sie habe ihn nämlich stets bedrängt, er solle ihr doch wenigstens sagen, ob er sie denn überhaupt noch liebe. Es könne sein, es könne aber auch nicht sein. Das habe sie dann eben noch verzweifelter nach ihm greifen lassen. Und sie habe ihn immer öfters bedrängt, ihr doch seine Gefühle für sie zu zeigen. Als er einige Nächte hintereinander nicht heimkam, geriet sie in Panik. Sie fuhr mitten in der Nacht, hochschwanger, mit dem Fahrrad zu Monika, ihrer besten Freundin. Dort traf sie ihren Mann an. Sie erlitt einen Nervenzusammenbruch. Das Kind, ein lebhaftes Mädchen, kam einige Wochen zu früh zur Welt. Die Freundin verreiste für ein Jahr nach Kanada. Der Mann kehrte zu Frau und Kind zurück. Ob er sich denn über die kleine Mirjam freue, wollte sie wissen. Er wisse es auch nicht. Ob er denn gern zu ihr zurückgekommen sei. Er wisse es nicht. Sie kam aus ihren Ängsten nicht mehr heraus. Nach einem endlosen Jahr, nachdem sie ihren Entschluß, sich von ihm zu trennen, immer wieder widerrufen hatte, trennte sie sich dann doch von ihm. Sie nahm das Kind und zog aus. Ohne Beruf. Ohne Geld. Die Ängste seien jedoch wie vom Erdboden verschwunden gewesen.

Es ist noch nicht allzu lange her, da rief mich Tanja aufgeregt an. Sie hätte soeben zufällig ihre ehemalige Freundin Susi getroffen. Es ginge ihr nicht gut. Sie habe in der letzten Zeit so komische Ängste, ob sie vielleicht auch in die Gruppe ...

Sarah und Tanja haben sich inzwischen aus ihren Abhängigkeiten herausgearbeitet. Nachdem es einige Male vorkam, daß der Vater ihrer Kinder die Alimente nicht bezahlte – einmal, kurz vor Weihnachten, rief er an, leider könne er diesen Monat nicht bezahlen, da er mit seiner Freundin in den Skiurlaub fahre, gingen sie zusammen zur Fürsorge. Beide hatten den Wohnort gewechselt und wohnten in der gleichen Stadt. Diesmal war es eine Fürsorgerin, welche im ersten Moment ihrer unanständigen Phantasien (vielleicht auch Wünsche) nicht Herr wurde. Sie zählte in ihrem Kopf zwei und zwei zusammen und erhielt folgende Rechnung: Zwei Frauen und drei Kinder und ein Mann gleich Gruppensex. So etwas könne sie nicht noch unterstützen. Sie sollten in zwei Jahren wieder kommen, dann könne man das Alimenteninkasso einschalten. Wirklich eine hervorragende Lösung, die nur von Männern erfunden worden sein kann! Eine Frau mit Kind muß zuerst zwei Jahre am neuen Wohnort ansässig sein, damit sie das Alimenteninkasso beanspruchen kann. In der Zwischenzeit lege man die Kinder auf eine Kellerhurde und gehe arbeiten. Nach zwei Jahren hole man sie dann wieder hervor. Tanja und Sarah sagten sich, dieser Kränkung setzen wir uns nicht mehr aus. Sie mieteten gemeinsam eine Wohnung und organisierten sich gegenseitig mit Kinderhüten und Arbeiten.

Beide Frauen gingen durch ein langes, dunkles Tunell von Auflehnung, Verbitterung, Hader, Haß und unbeschreiblicher Wut. Inzwischen ist dieser riesige Berg bald abgetragen, hin und wieder ein kurzes Aufflackern von Verbitterung und negativen Gefühlen. Gelegentlich taucht noch ein Schmerz auf, der noch nicht ganz durchlitten wurde. Ich stehe voller Bewunderung und Liebe vor diesen beiden Frauen. Es hat mich viel an Überwindung gekostet, die hilflose Tanja nicht einfach in meine Arme zu schließen, sie zu trösten, zu sagen, komm mit deinen Kindern zu mir in mein Haus, ich helf dir. Es wäre einfacher gewesen. So setzte ich mich meiner eigenen Hilflosigkeit aus, einem Teil in mir, der ebenfalls bedürftig ist und Schutz sucht. Aber ich wußte, ich darf nichts tun, was sie daran hindert, ihre Kräfte zu entfalten. Das väterliche Prinzip des Forderns schien mir angemessen. Oft genug zweifelte ich jedoch an der Richtigkeit meines Handelns.

Die anderen Frauen setzten sich ebenfalls in bewundernswerter Intensität mit ihrer Problematik auseinander; jede, die innerlich weiterwuchs, sich weiterentwickelte, sich entfaltete. Da ist die temperamentvolle Katharina. Ihre unbändige Energie pendelt zwischen träger Langeweile und emsigem Treiben am Herd. Sie hat bereits vier Kinder zwischen zwölf und vier, möchte unbedingt noch mehr haben. Zugleich weiß sie, ein weiteres Kind ermöglicht ihr, ihre vortreffliche Intelligenz für einige Jahre im Dornröschenschlaf schlummern zu lassen. Und das will sie nun eigentlich auch nicht.

Da ist die hochbegabte Elisabeth. Fünfzehn Jahre lebte sie in der vollen Überzeugung, ihr Mann sei der berufene Schriftsteller und Journalist. Sie enthob ihn sämtlicher Unannehmlichkeiten des Alltags, wie etwa der schwierigen Aufgabe, bei einem unregelmäßigen Einkommen eine vernünftige Planung der Finanzen, Einzahlungen, Ferienplanung usw. vorzunehmen, ebenso der Sorge um die Abklärung einer heilpädagogischen

Betreuung ihres geistig behinderten Kindes. Sie besorgte alles im Alleingang und schonte das vermeintliche Genie, wo immer sie konnte. Es kam zur Ehekrise. Sie verliebte sich in einen anderen Mann, verließ samt dem Kind Haus und Hof. Der neue Mann fühlte sich nach wenigen Wochen überfordert, vor allem des Kindes wegen, und trennte sich von ihr. Da stand sie also, plötzlich auf sich selbst gestellt, die Verantwortung für sich und ihr Kind tragend. Das Geld war knapp. Sie war inzwischen geschieden und erhielt von ihrem ehemaligen Mann knapp bemessene Alimente, die nicht einmal ausreichten, die Spezialschule und den täglichen Transport dorthin zu bezahlen. Zwar hatte sie eine kaufmännische Lehre absolviert, fand aber trotzdem keine geeignete Stelle. Sie erinnerte sich, daß sie, bevor sie ihren Mann kennenlernte, mit viel Freude und Begeisterung für eine Zeitung über Modeschauen Berichte schrieb. Einmal bekam sie sogar einen größeren Auftrag einer bekannten Frauenzeitschrift. Als sie dann ihren Mann kennenlernte, war es für sie klar, daß sie nun die Feder beiseite legte, um sein Talent zu unterstützen und ihm zu dienen. Sie realisierte, daß sie ihre eigene Begabung einfach wegsteckte, zudeckte, sich unfähiger zeigte, als sie in Wirklichkeit war. Das ist das große Drama der begabten Frauen, daß sie nicht wagen, zu etwas zu stehen, zu sich selbst, zu ihren Fähigkeiten, sondern, sobald irgendwo etwas Männliches am Horizont auftaucht, sich klein und hilflos geben. Es gelang ihr, diesen verheerenden Mechanismus zu durchschauen, unterstützt von den anderen Frauen in der Gruppe. Schließlich wußte jede um diese Problematik, auch wenn sie dies nicht alle in dieser Ausprägung erlebten. Nach einer schlaflosen Nacht, in der sie zwischen Hilflosigkeit und ihrer Stärke kämpfte, rief sie in den Morgenstunden drei Redaktionen von Frauenzeitschriften an. Sie würde gerne für sie schreiben, besonders kompetent fühle sie sich in der Problematik verschiedener Ängste der Frauen vor Selbstständigkeit und Eigenverantwortung. Eine der Zeitschriften wollte sie nicht als freie Mitarbeiterin, sondern stellte sie, nachdem sie zwei hervorragende Artikel verfaßt hatte, als Redakteurin in ein Team ein, wo sie sehr erfolgreich arbeitete. Was ihrem Mann in all den

Jahren mit Hilfe ihrer Unterstützung nicht gelang, ist ihr auf Anhieb gelungen.

Eva. Einzelkind. Wunschkind. Sie wurde gezeugt, um der Mutter einen Lebensinhalt zu geben. Man sagte sich, ein Kind wird ihr sicher gut tun. An das Kind hat dabei niemand gedacht. Es war ein ruhiges Kind. Ein artiges Kind. Weinte selten. Pflegeleicht. Es ließ sich ganz für die Vorstellungen der Mutter verwenden. Mit vier konnte sie das Alphabet auf französisch, deutsch und holländisch, ebenso bis zwanzig zählen in diesen Sprachen und sämtliche Hauptstädte Europas aufsagen, etwa wie ein Weihnachtssprüchlein. Sie wurde jeweils den Verwandten und Bekannten vorgeführt, die dann die Mutter bewunderten um dieses außergewöhnliche Kind. Niemandem fiel auf, daß das Kind nicht lebte. Nur in seinem Innersten behielt es ein winziges Plätzchen für sich. Dort ließ es die Mutter nicht hin. Das gehörte ihm ganz allein. In der Pubertät dann warf die Mutter Eva vor, sie sei verbockt, verschlossen. Die heimliche Liebe zum Vater gehörte in das Verborgene. Unantastbar, vor dem mütterlichen Zugriff schützend, trug sie ihre Sehnsucht in sich. Heimliche Blicke. Heimliches Wissen von beiden. Der Vater wagte nicht, zu ihr zu stehen. Mit zwanzig fühlte sie sich zu einem Mann hingezogen, der es ihr ermöglichte, ihre Grundthemen zu wiederholen: Er liebte sie nicht um das, was sie war, sondern um das, was sie sein sollte. Sie bemühte sich wieder, seine Vorstellungen zu erfüllen, für sich selbst beanspruchte sie kaum Raum, außer jenem winzigen Plätzchen in sich, wo sie niemandem Zutritt gewährte. Sie heirateten. Das Kind verdeutlichte die Beziehung. Sie litt still. Keine Ausbrüche. Keine offene Auflehnung. Sie zog sich einfach in ihren kleinen Ort in sich zurück, hinter dicke Mauern, die ihr Schutz gaben. Nach langer innerer Arbeit wagte sie den Sprung ins Nichts. Ebenfalls, wie Tanja und Sarah, ohne Beruf, ohne Einkommen. Sie ging mit dem Kind, von Tanja und Sarah unterstützt.

Auch Erika hat sich verändert. Nach den ersten Gruppenstunden erschien ihr Mann höchstpersönlich bei mir. Er verbiete zukünftig seiner Frau, in einer solchen Frauengruppe teilzunehmen. Bis jetzt habe sie recht getan, und nun komme sie plötzlich mit diesen albernen Flausen im Kopf. Schließlich hätte er sie nun jahrelang durchgefüttert, und durch die Heirat hätte er ihr auch noch den Schweizerpaß gegeben und seinen guten Namen ebenfalls. Erika kämpfte wie eine Löwin. Nicht gegen ihren Mann. Sondern um ihn. Sie liebte ihn. Sie wollte sich nicht von ihm trennen. Aber sie wollte auch nicht weiterhin in diesen selbstverständlichen Kränkungen weiterleben. Nach langen Gesprächen lockerten sich allmählich seine festgefahrenen Ansichten und gaben den Blick frei auf einen verängstigten und gedemütigten Mann. Er kam in Kontakt mit seiner tiefen Angst, alleingelassen zu werden. Für ihn war bis dahin immer klar, wenn ein Hund nicht straff an der Leine geführt wird, rennt er weg.

Nach dreijähriger intensiver Auseinandersetzung unter Frauen öffneten wir die Gruppe für Männer. Eine neue Phase begann. Einige Frauen sind durch schwierige Prozesse hindurchgegangen, durch Wut, durch Haß. Es gab Solidarisierung gegen die Männer, um sich miteinander stärker zu fühlen, um die eigene Kraft in sich spüren zu können. Dies geschah phasenweise, streckenweise. Vorarbeit für den nächsten Schritt, um den es mir in meiner Arbeit vor allem geht: Gegenseitiges Verstehen zwischen Männern und Frauen. Menschen, die sich und den andern achten, respektieren und lieben können.

Wir diskutierten an jenem Raclette-Abend bis tief in die Nacht hinein. Ein neuer Gedanke wurde geboren. Wir beschlossen, gemeinsam eine Umfrage zu machen, die uns ein Stimmungsbild vermittelt, was für Vorstellungen über die Wechseljahre herumgeistern. Zugleich wollten wir die Unterschiede herausarbeiten zwischen den Ansichten der Männer und Frauen unter 40 Jahren und denjenigen, die sich in der zweiten Lebenshälfte befinden. Um möglichst viele Aspekte zu berücksichtigen, bildeten wir vier kleine Arbeitsgruppen von zwei bis drei Frauen, die je einen Fragenkatalog zusammenstellen sollten. Stichtag war Samstag. Wir setzten uns eine knappe Frist von vier Tagen. Am Samstag um zwölf Uhr hatte ich sämtliche Arbeiten auf meinem Schreibtisch, mittels aller denkbarer Transportmittel. Per Expreß, per wildfremdem Mann, dem die Unterlagen übergeben wurden, Tanja und Sarah kamen im ausgeliehenen Auto, die drei Kinder auf dem Rücksitz, den 40 km langen Weg. Übers Wochende arbeitete ich die Fragebogen aus, stimmte sie aufeinander ab. Am Montag Jahrmarkt. Sonniger Winteranfang. Heiße Maroni, Würste, Magenbrot, hektisches Budentreiben. Ich ließ alles links liegen, fuhr zu Gaby, ebenfalls Gruppenmitglied, ins Büro. Sie tippte flink und sauber in speziell kleiner Schrift, druckte, und dies in vier verschiedenen Farben, für jede Kategorie eine, und brachte die ganze Pracht am Dienstag in die Gruppe.

Am Mittwoch konnten wir bereits mit den Umfragen beginnen.

8. Redakteurinnen von Frauenzeitschriften sind die unerbittlichsten Männer

Zieh Deinen Körper aus,
Geliebte, schnell,
und laß mich, endlich,
Deine Seele sehen:
diese goldene Sonne.
Werner Sprenger

Es dauerte nicht lange, da erhielt ich bereits die ersten ausgefüllten Fragebogen. Mit größtem Interesse studierte ich die Antworten, und meine Verblüffung wuchs zusehends. Die Antworten der Frauen während und nach den Wechseljahren erstaunten mich am wenigsten. Die bestätigten eigentlich, was ich in meiner privaten Umfragerunde erfahren hatte. Die meisten Frauen berichteten von negativen Erfahrungen.

Das erschütterndste Ergebnis ergab sich aus den Antworten jener jungen Frauen, die noch nicht in den Wechseljahren sind. Der größte Teil stellt sich darunter eine Abdankung an das Leben vor, unterstützt von Werbung und Medien. Was die Werbung auf diesem Sektor dazu beiträgt, ist in meinen Augen noch begreifbar, denkt der Werbemanager doch ausschließlich verkaufstechnisch. Aber was die Frauenzeitschriften hier verbrechen, ist bereits kriminell. Sie geben vor, eine Zeitschrift für die Frau zu sein. Im Grunde sind sie gegen die Frauen. Das Diktat „jung um jeden Preis" wird in allen nur erdenklichen Varianten serviert: Seitenweise Abhandlungen über Body-Building, Aerobic oder über die neuesten Abmagerungskuren und Institute, alles in einer liebenswerten, einschmeichelnden Verpackung. Nur wer jung, schlank, cellulitisfrei, mit samtener Haut (selbstverständlich ohne Mitesser), mit hübschem Näschen, anliegenden Ohren, perlweißen Zähnen, perfekt manikürt und pedikürt, mit haarfreien Achselhöhlen und ebenso enthaarten Beinen, mit straffem Busen, Bauch und Po ausgestattet ist, hat überhaupt noch eine Chance, als Frau mitgezählt zu werden.

Redakteurinnen der Frauenzeitschriften sind die unerbittlichsten Männer! Sie diktieren gnadenlos die Tarife des Viehmarktes. Kein Wunder also, wenn sich junge Frauen ein Leben in faltiger Haut schlichtweg nicht vorstellen können, und wenn, dann bezeichnen sie es nicht mehr als Leben, sondern als Dahinvegetieren. So wird die gesamte Energie darauf gerichtet, diese Hülle zu hegen und zu pflegen in der Hoffnung, etwas zu verhindern, was nicht zu verhindern ist: die Vergänglichkeit.

Die größte (freudige) Überraschung waren die Antworten junger Männer, also unter achtunddreißig Jahren. Nichts da von Wünschen nach möglichst babyzarter Haut. Junge Männer wünschen sich andere Qualitäten von ihrer Partnerin, Qualitäten, die sich viel mehr mit dem Seelischen verbinden. Nichts da von der Abwertung der älteren Frau. Im Gegenteil, etwa drei Viertel der Antworten attestieren gerade der Frau über 40 größte Anziehung und selbstverständlich ebenfalls erotische Ausstrahlung. Vielleicht müßte man Frauenzeitschriften von jungen Männern machen lassen, um ein umfassenderes Bild menschlicher Beziehungen zu erhalten.

Die Antworten der Männer, die sich in der zweiten Lebenshälfte befanden, fielen am unterschiedlichsten aus. Einige wollten angeblich überhaupt nicht bemerkt haben, das sich ihre Partnerin in den Wechseljahren befand, es war ihnen auch egal. Andere berichteten, seit ihre Partnerin in den Wechseljahren sei, sei sie offensichtlich launisch, ungenießbar, spinne sie. Was die äußere Veränderung betrifft, bekamen wir ebenso unterschiedliche Antworten. Jene Männer, die selbst größte Angst vor dem Älterwerden hatten, äußerten sich entsprechend abwertend zum Älterwerden der Frau und liebäugelten gelegentlich mit einer Jüngeren. Ich folgere daraus, daß negative, ja, oft sogar kränkende und verletzende Bemerkungen von Männern über die Frau vor allem aus dem eigenen Verdrängen des Alterns hervorgehen. Das, was einem Angst macht, wird aus sich herausgestellt und auf ein geeignetes Objekt übertragen, wo es dann bekämpft werden kann, indem es abgewertet und beurteilt wird. Die Angst muß dann nicht wahrgenommen werden, sie wird verpackt und nach außen projiziert. Der eigenen Angst vor dem Älterwerden kann auch entronnen werden, wenigstens für einige schmale Jährchen, indem zu einer jüngeren Partnerin hinübergewechselt wird.

Beim Auswerten der Fragebogen von Männern in der zweiten Lebenshälfte hatte ich plötzlich das Gefühl, ein Glückspilz zu sein und mit meinem Partner das ganz große Los gezogen zu haben. Verschwunden, wenigstens für Augenblicke, der heimliche Hader um die Schwierigkeiten, die damit verbunden sind, mit einem jungen Mann zusammenzuleben, der in seinem jugendlichen Übermut stolpert und gelegentlich auf die Nase fällt. Felix ist noch zu jung, um sich vor dem eigenen Älterwerden zu fürchten. Deshalb muß er auch bei mir den Vorgang des Alterns nicht negativ bewerten. Im Gegenteil, er verfolgt diesen äußeren Veränderungsprozeß mit freudigem Interesse und erwartungsvoller Neugier.

Mit den Antworten der Frauen in und nach den Wechseljahren habe ich mich am intensivsten auseinandergesetzt. Dabei fiel mir auf, daß es grundsätzlich zwei Erlebnisweisen gibt, die sich voneinander unterscheiden. In der einen Gruppe berichten die Frauen über ihren verzweifelten Kampf gegen die Zeit. Wie sie versuchten, mit viel zeitlichem und materiellem Aufwand den Körper in Schwung und Form zu halten, was einigen über eine beschränkte Zeit hinweg auch ganz gut gelang. Immer wieder erhielten sie Komplimente, sie sähen um einiges jünger aus, als sie in Wirklichkeit waren. Trotz diesen Erfolgen hatten sie häufig mit Niedergeschlagenheit bis hin zur Depression zu tun. Die Frauen der anderen Gruppe hingegen berichteten von einer Talsohle, durch die sie hindurchgegangen seien, verbunden mit sehr viel Trauer und Schmerz, aber irgendwann seien sie dann wieder aufgetaucht und hätten in sich neue Qualitäten entdeckt, die sich vor allem auf der inneren Ebene zeigten. Sämtliche Berichte der Frauen konnte ich bis in jede Einzelheit nachfühlen, weiß ich doch aus eigenem Erleben, was es heißt, gegen einen natürlichen Lebensprozeß ankämpfen zu wollen. Aber ich weiß auch, was es bedeutet, durch ein finsteres Tunell hindurchzugehen und dann wieder ans Licht zu gelangen. Diese Frauen beschrieben einen Wechsel ihrer Lebensorientierung, einen Orientierungswechsel, eine Zeit des Wechsels. Ja! Heißt es denn nicht Wechseljahre?! Unser Sprachgebrauch birgt oft die tiefste Wahrheit bereits in sich, trägt die ursprüngliche Wurzel der Bedeutung im Sprachgewand. Aber wir haben verlernt, genau hinzuhören, bemerken deshalb nicht, daß wir mit dem Wort mitten in der Wahrheit stehen. Worte sind nicht einfach leere Hüllen, die beliebig ausgewechselt werden können, um mit irgendeinem Inhalt ausgefüllt zu werden. Worte greifen in die Tiefe der menschlichen Existenz. Wechseljahre. Damit wäre eigentlich schon alles gesagt. Etwas wechselt. Das Wort Wechsel beinhaltet in keiner Weise eine Bewertung, sondern bezeichnet ein Austauschverhältnis von Ebenbürtigem, Gleichwertigem. Nichts deutet auf das Verlustgeschäft hin, mit welchem die Wechseljahre erlebt werden.

Im Leben eines jeden Menschen verlaufen zwei unterschiedliche Lebenskurven. Die äußere, für jeden gut ersichtlich, steigt bis zum 38. Lebensjahr, der Lebensmitte, an und fällt entweder abrupt durch einen frühen Tod ab oder sie verflacht allmählich wieder. Wenn es eine äußere sichtbare Linie gibt, dann gibt es auch eine innere. Das ist eine Gesetzmäßigkeit wie Tag und Nacht, wie Einatmen und Ausatmen, wie Oben und Unten, wie Gut und Böse, wie Mann und Frau, wie Gott und Teufel. Die innere Lebenskurve hängt selbstverständlich mit der äußeren zusammen, steht aber zu deren Verlauf in einem Gegenüber. Während die äußere, welche die körperliche Kraft anzeigt, allmählich abflacht, steigt die innere stetig weiter, schwingt sich hinauf in die hellen, lichthaften Räume des menschlichen Bewußtseins, in die eigentliche Fülle des Daseins, um zum Zeitpunkt des Todes zurückzusterben in das All.

Zur selben Zeit, als ich mich gedanklich mit den Überlegungen der beiden Lebenskurven beschäftigte, wurde ich an ein Erleben herangeführt, welches mir mein theoretisches Gedankenkonstrukt im praktischen Leben in aller Klarheit verdeutlichte.

Rolf, wie ich ihn hier nennen möchte, kam vor etwa vier Jahren mit seiner Frau Nadja in meine Praxis. Sie hätten große Schwierigkeiten, wahrscheinlich Eheschwierigkeiten, d.h. sie wüßten eigentlich auch nicht so recht, wo genau die Schwierigkeiten seien. Sie hätten alles, was man sich wünschen könne. Lediglich Nadja erkrankte an einer Magersucht. Der behandelnde Arzt habe ihnen zu einer Ehetherapie geraten. Rolf und Nadja, äußerlich ein Paar wie aus dem Modejournal. Er, etwas über fünfzig, graumeliertes Haar, die durch die dezent geschnittenen englischen Anzüge, meist in vornehmem Grau gehalten, noch unterstrichen wurde. Sie, groß, überschlank, mit langem, dunkelbraunem Haar, welches sie zu einem Knoten zusammensteckte, was ihr diese unbeschreibliche Eleganz verlieh, um die sie so oft beneidet wurde. Rolf war ein äußerst tüchtiger, erfolgreicher Geschäftsmann. Er überblickte alles, hatte alles im Griff. Er durchdrang mit seinem Willen gar manches beinahe Unbeugsame, bezwang die Materie mit seiner Gestaltungskraft. Auch in seinen politischen Aktivitäten zeichnete sich bereits eine ernsthafte Erfolgsperspektive ab. Wäre er ein Handwerker gewesen, so hätte er sicher als Schmied härtestes Metall gebogen und ihm seinen Willen aufgezwungen. Nichts entging seiner unbändigen Kraft, gestaltet und nach seinen Vorstellungen zurechtgebogen zu werden. Auch Nadja entging ihm nicht. Er liebte sie über alles. Sie war sein Geschöpf. Durch ihn zur Frau geworden, durch ihn geformt, modelliert. Selbst ihre Seele trug seine Handschrift. Ebenso ihr Denken und Handeln. Alles von ihm geprägt, durch ihn gültige Form und Gestalt. Für Nadja nichts Neues. Sie war es gewohnt, daß andere über sie bestimmten, daß andere sagten, was sie zu tun habe. Der Übergang aus der väterlichen Obhut in diejenige ihres um zwölf Jahre älteren Mannes verlief nahtlos. Erst seit kurzem fühlte sie eine Enge und Beklemmung in sich, fühlte sich unbehaglich und verlangte nach mehr Bewegungsfreiraum. Rolf konnte damit nichts anfangen. Diese unkonkreten Aussagen hätten weder Hand noch Fuß, so er. Sie habe doch nun weiß Gott alles, was sich eine Frau nur wünschen könne. Wenn sie ihm doch wenigstens genau sagen könnte, was ihr nicht passe, aber mit diesem

Gefühlswischwasch könne er einfach nichts anfangen. Er sei ein Mann der Tat, er stehe mit beiden Beinen auf dem Boden. Erst die Magersucht nahm er zur Kenntnis. Am liebsten hätte er seine Frau irgendwo in einem teuren Sanatorium abgegeben, damit man sie dort kuriert und ihr nebenbei auch noch diese albernen Flausen aus dem Kopf vertreibt. So war denn die Auseinandersetzung in den Paargesprächen äußerst schwierig. Rolf wollte eigentlich mit diesen psychologischen, unexakten, nicht meßbaren Dingen nichts zu tun haben. Eine innere, seelische Welt war für ihn einfach nicht existent. Dann erkrankte er, Krebs. Nadja war erschüttert. Rolf wollte kämpfen. Er werde sich doch nicht von einem lächerlichen Geschwür in die Knie zwingen lassen. Er wurde einmal operiert. Zweimal. Dreimal. Es folgten vierzig Bestrahlungen. Er werde weiterkämpfen. Durch die Operationen gehbehindert, trainierte er täglich unter heftigsten Schmerzen zwei Stunden. Die Krankheit schritt weiter. Die Ärzte wollten nicht mehr operieren. Er aber insistierte. So kam es zur vierten Operation. Kaum aus der Narkose erwacht, rief er seine Sekretärin ans Bett, um ihr neue Sitzungstermine aufzutragen. Er plante neue Projekte. Ließ sich für eine politische Wahl aufstellen. Nadja rief mich verzweifelt an. Rolf habe keine Chancen mehr, obwohl er den Befund kenne, weigere er sich, diesen zur Kenntnis zu nehmen. Er plane wie verbissen weiter. Sie könne diesen Anblick einfach nicht mehr ertragen, ob nicht ich mit ihm reden könne.

Der Augenblick, als ich zu ihm ins Krankenzimmer trat, hat sich tief in mir eingeprägt. Rolf lag, zum Skelett abgemagert, mit Schläuchen in Arm und Nase, im Bett. Über ihm war eine Vorrichtung angebracht, darin eingeklemmt ein Plan seines neusten Projektes. Seine Hände verkrallten sich in der Bettdekke, während er mit glühenden Augen in die Pläne starrte. Er erzählte mir unter größter Anstrengung, selbstverständlich würde er darauf bestehen, daß er nochmals operiert werde. Er gebe doch nicht auf! Mir wurde kalt. Mir wurde heiß. Was für eine unbeschreibliche Tragik, ein Todgeweihter, der wie verbissen einen bereits verlorenen Kampf kämpft. Ich war derart erschüttert von diesem Bild, mein Handeln wurde nun aus-

Ich war so erschüttert von diesem Bild, mein Handeln wurde nun ausschließlich aus meinem inneren Aufgebrochensein bestimmt. Ich umfaßte sein Gesicht mit meinen Händen. In diesem Moment wurde ich von einem tiefen Gefühl einer umfassenden Liebe durchdrungen, wie wenn ein Strom durch mich hindurchgegangen wäre eingebettet in etwas Allumfassendes, Grenzenloses. Ich spürte eine Kraft und eine Gewißheit in mir, daß der Tod ein wunderbares Tor sei, durch welches wir alle hindurchgehen und lediglich unseren Körper wie ein abgetragenes Kleid ablegen und all das, was wir nicht sehen können, das Geistige, unser Bewußtsein, das Seelische und unsere Gefühle mit hinübernehmen in das Jenseitige. In diesem Moment sah ich es so klar vor mir und spürte ein unbeschreibliches Glück in mir. Es war mir nicht möglich die Todesnachricht als Trauerbotschaft zu übermitteln.

Zum 1. x begegnete ich seiner Seele, der inneren Wirklichkeit. Seine Hände entspannten sich – ein tiefer Seufzer der Erleichterung war seine Antwort. Während er schlief, saß ich am Bett und betrachtete sei Hände, die sich an nichts mehr festhielten. Es war ein wunderbarer Anblick des Friedens, der Stille. Gefühl der Dankbarkeit kam mir
Auch wenn er ein schlief blieb ich einfac still sitzen, innerlich sprachen wir miteinander weiter, der Faden riß nicht ab. Während seine körperliche Kräfte immer schwächer wurden, entfalteten sich seine geistigen Kräfte zusehends sie wurden klarer heller.
Nicht alle Menschen haben die Chance durch Krankheit sich auf das Sterbe geschehen vorzubereiten und das Inne miteinzubeziehen, innerlich zu wachsen und zu werden.

schließlich aus meinem inneren Aufgebrochensein bestimmt. Ich montierte diese ganze verrückte Vorrichtung ab. Wortlos. Dann setzte ich mich zu ihm aufs Bett. Ich umfaßte sein Gesicht mit meinen Händen. In diesem Moment wurde ich von einem tiefen Gefühl einer umfassenden Liebe durchdrungen, wie wenn ein Strom durch mich hindurchgegangen wäre, welcher mich und ihn und alle umfaßte, eingebettet in etwas Allumfassendes, Grenzenloses. Ich spürte eine Kraft und eine Gewißheit in mir, daß der Tod ein wunderbares Tor sei, durch welches wir alle hindurchgehen und lediglich unseren Körper, wie ein abgetragenes Kleid, ablegen, daß wir aber all das, was wir nicht sehen können, das Geistige, unser Bewußtsein, das Seelische und unsere Gefühle mithinübernehmen in das Jenseitige. In dem Moment sah ich es so klar vor mir, und vor allem spürte ich ein unbeschreibliches Glück in mir. So war es mir denn gar nicht möglich, ihm die Todesnachricht als Trauerbotschaft zu übermitteln. Ich sprach lange mit ihm. Zum erstenmal, nach all den Jahren, begegnete ich seiner Seele, seiner inneren Wirklichkeit. Seine Hände entspannten sich, er ließ die Decke, an der er sich wie ein Ertrinkender festgehalten hatte, los, und ein tiefer Seufzer der Erleichterung war seine Antwort. Während er schlief, saß ich an seinem Bett und betrachtete seine Hände, die sich an nichts mehr festhielten. Es war ein wunderbarer Anblick des Friedens, der Stille. Ich hatte wieder ein Gefühl, das mich in letzter Zeit immer wieder besuchte und das ich so lange verschmäht hatte: Dankbarkeit. In den folgenden Wochen saß ich gar manche Stunde an seinem Bett. Wir sprachen leise miteinander. Auch wenn er müde war und zwischendurch einschlief, blieb ich einfach still sitzen, innerlich sprachen wir miteinander weiter, der Faden riß nicht ab. Rolf entdeckte zusehends seine innere Welt, löste sich allmählich von den Verstrickungen in der materiellen Welt, erledigte all das Liegengebliebene, Unerledigte und begann auch die Schwierigkeiten, die er in seiner Ehe hatte, zu verstehen. Ich durfte dabeisein und miterleben, wie Rolf in die echte Liebe zu Nadja hineinwuchs, indem er sie freiließ aus seinen Vorstellungen, was von ihr in entsprechendem Maße beantwortet wurde. Diese Ehetherapie mündete in einer wahrhaftigen Liebes-Hochzeit. Daß der Tod Trauzeuge war, verdeutlicht die Unvergänglichkeit der Liebe, die diese beiden Menschen verbindet. Während seine körperlichen Kräfte immer schwächer wurden, entfalteten sich seine geistigen Kräfte zusehends, sie wurden klarer, heller, lichthaft, bis er zur Todesstunde in ein wunderbares Licht hineinblühte. Dieses Erlebnis war für mich sehr eindrucksvoll und bestätigte mich in meinen Überlegungen.

Nicht alle Menschen haben die Chance, durch Krankheit sich auf das Sterbegeschehen vorzubereiten und das Innere miteinzubeziehen, dadurch innerlich zu wachsen und zu werden. Deshalb erachte ich es als eine zwingende Aufforderung, in der Lebensmitte, die bei den Frauen durch das Auftreten der Wechseljahre noch deutlicher gekennzeichnet ist als etwa bei den Männern, einen Orientierungswechsel vorzunehmen; von der Orientierung im Körperlichen zur Orientierung im Geistigen. Die Wechseljahre wären somit, wenn sie richtig verstanden werden, ein Hilfsmittel, vom einen zum anderen überzuwechseln.

Wenn man diese Zusammenhänge versteht, wird auch erklärbar, weshalb Frauen, die um alles in der Welt in der körperlichen Identität verhaftet bleiben, in Schwierigkeiten und unlösbare Probleme geraten müssen. Es ist ein freiwilliges Stehenbleiben auf einer bestimmten Entwicklungsstufe, ein freiwilliges Verhaften auf der äußersten Schicht unseres Daseins, nämlich auf der materiellen Ebene des Autos, wo äußerlich Meßbares, wie etwa Jahrgang, gefahrene Kilometer usw. den ausschließlichen Wert bestimmen. Man kann es drehen und wenden wie man will: Alles, was sich um den Zeitpunkt der Wechseljahre physiologisch verändert, deutet unmißverständlich darauf hin, daß es höchste Zeit ist, von der äußeren Lebenskurve umzusteigen in die Orientierung der inneren.

Ebenso zeigt es sich im äußeren Erscheinungsbild des Menschen. Das Haupt, an der obersten Stelle des Leibes, dem Himmel, dem Licht stets näher als der übrige Körper, wird mit zunehmendem Alter heller. Das Haar wird weiß. Wenn ich z. B.

in einem Konzert sitze und ich zwischen den vielen Köpfen, die vor mir sind, ab und zu ein weißhaariges Haupt sehe, kommt es mir vor, als wenn in der Finsternis kleine helle Lichtblicke aufleuchten. Alles Sichtbare sei ja nur ein Gleichnis! Das Haupt, das äußerlich weiß ist und innerlich weise.

So wäre es angelegt, wenn wir nicht unentwegt die Schöpfung korrigieren und manipulieren wollten!

An der untersten Stelle des Leibes, gegenüberliegend gewissermaßen, befindet sich das Geschlecht, dem Nächtigen, Dunklen näher als das Haupt. Irgendwie steht das alles in einem großen sinnvollen Zusammenhang. Was sich jedoch im einzelnen in diesem Bereich abgespielt, habe ich zwar noch nicht ganz begriffen. Es ist also mehr ein Erahnen als ein Wissen. Da sich durch das fehlende Östrogen auch die Schleimhäute der Vagina verändern, wird sie trockener, ist also nicht mehr so elastisch und dehnbar. Dies kann sich vor allem beim Geschlechtsverkehr ungünstig auswirken. Diesbezüglich kann ich noch nicht aus eigenen Erfahrungen schließen, bin also entweder auf Aussagen anderer Frauen angewiesen oder auf meine gedanklichen Überlegungen. Ich bin aber sicher, daß diese Veränderung einen wichtigen Grund hat, auch wenn ich im Moment den Sinn nicht genau erkennen kann. Zumindest werden wir gezwungen, ehrlich zu werden. Jawohl. Ehrlich in bezug auf unsere sexuellen Bedürfnisse. Ich kenne diese Mogeleien aus eigener Erfahrung und aus meiner Arbeit mit Frauen. Immer wieder übergehen wir uns, vergessen uns und denken nur an die Bedürfnisse des Partners. Denken an das, was für den andern gut ist. Das geht soweit, daß wir ohne weiteres, um dem Mann das Gefühl zu vermitteln, er sei ein wunderbarer, unübertrefflicher Liebhaber, ihm einen Orgasmus vorspielen, und zwar in dem Moment, wo wir es für ihn als besonders erregend erachten.

Lust und Begehren vorzutäuschen, wird also verunmöglicht. Und das ist gut so. Während der Kopf sich noch ganz in den Dienst der Unterwerfung stellt, sagt der Körper „nein Danke!“, „So nicht mit mir“. Die trockene Scheide wird uns also jederzeit Auskunft geben über unser seelisches Befinden, über unsere körperlichen Bedürfnisse und Wünsche. Die zweite Lebenshälfte ist ja ohnehin dadurch gekennzeichnet, daß der inneren Welt mehr Bedeutung zukommt. Es ist also durchaus denkbar, daß sich dies im sexuellen Bereich genauso verhält. Wenn sich die Seele vom Partner liebevoll angesprochen fühlt, dann antwortet der Körper unverzüglich und öffnet sich wie ein zarte Blume. Und dann ist die Scheide auch nicht mehr trocken.

Felix fragte mich kürzlich, weshalb denn älteren Menschen nicht die Idee käme, sich gegenseitig mit Öl zu massieren. Das wäre nicht nur angenehm als Berührung, sondern zugleich wohltuend für die Haut, statt vor dem Fernsehschirm gemeinsam zu vertrocknen.

Wir haben dieses unbeschreiblich wohltuende Ritual seit Beginn unserer Beziehung eingeführt. Zuerst als Spielerei, unbeschwerte Neckerei. In mir erwachte damals das kleine Mädchen von einst, welches die kindliche Neugier am andern Geschlecht nie stillen durfte. Ich erlebte eine ungestüme Entdeckerfreude, das andere, Fremde zu erforschen. Sandkastenspiele! Herrliche Doktorspiele. Und dies in gesetzten Jahren, nach 17jähriger Ehe. Nachdem sich mein Defizit etwas verringert hatte, wurde ich allmählich erwachsen. Und ich erlebte eine völlig neue Dimension. Wenn ich z. B. seine Beine massierte, diese muskelstarken, blond behaarten, sehnigen Beine, dann erlebte ich so etwas wie Respekt vor dem andern. Oft fielen mir dann Kränkungen und Verletzungen ein, welche ich ihm zugefügt hatte, indem ich einfach über ihn verfügte, so, als ob er etwas zu mir Gehöriges wäre. Diese Beschäftigung mit seinem Körper förderte in mir jene Qualitäten, die ich besonders hoch einschätze, die mir vor allem bei Felix immer wieder abhanden kommen: Achtung vor dem andern, vor dem Du.

Meine Überlegungen über den Sinn und die Bedeutung der trockenen Scheide treffen für mein Empfinden den Nagel noch nicht auf den Kopf. Wahrscheinlich wird es mir erst dann klar, wenn ich aus eigener Erfahrung sprechen kann. Zweifellos aber hängt es mit einem der Grundprobleme des Frauseins zusammen, nämlich die eigenen Gefühle und Empfindungen zurückzustellen, zu überspielen, nicht zu sich zu stehen, andern mehr Bedeutung und Beachtung zu schenken und vor allem anderen Gefühlen mehr zu glauben als seinen eigenen.

Auch da erinnere ich mich, wie ich jahrelang, jahrzehntelang, meinen eigenen Gefühlen und Empfindungen nicht traute und sie einfach überging, auch wenn mein Körper dagegen rebellierte. Als ich z. B. zum erstenmal in einem großen Einkaufszentrum, ohne jegliche Verbindung zur Außenwelt, ohne Fenster, mit Neonlicht und Klimaanlage einkaufte, wurde mir unverzüglich übel. Die Augen brannten, leise, kaum wahrnehmbare Gleichgewichtsstörungen und vor allem Übelkeit. Als sich diese Symptome allwöchentlich beim Großeinkauf einstellten, lag die Schlußfolgerung auf der Hand. Ich wagte mit niemandem darüber zu sprechen, denn alle meine Freunde und Bekannten waren von dem modernen Einkaufshaus begeistert. Es war mir klar, daß eben bei mir etwas nicht stimmte, und das behielt ich lieber für mich. Ich überging meine Körpersignale ständig. Ich orientierte mich ständig an der Außenwelt, an andern. Meine Gefühle waren tiefgefroren, ebenso einige Körperstellen. Ich mußte mir stets überlegen, was ich denn eigentlich für Bedürfnisse habe. Alles im Kopf. Die Liebe, die Sexualität. Kein Wunder, daß ich ständig unter Migräne litt.

Ich habe mir in der Zwischenzeit angewöhnt, aus seelenhygienischen Gründen in kleinen Geschäften einzukaufen, wo mich Fenster mit der Außenwelt verbinden, wo ich mit der Jahreszeit in Verbindung bleibe und nicht plötzlich in den Wahnsinn verfalle, in der kalten Winterszeit Erdbeeren zu kaufen. Ich denke nämlich, daß auch dies einen Sinn hat, wenn in ganz bestimmten Jahreszeiten bestimmte Gemüse und Früchte zu haben sind. Auch der Körper steht in diesem Rhythmus der Jahreszeiten, und was ihm besonders im Frühling gut tut, ist auch im Frühling zu haben.

Wenn ich aus zeitlichen Gründen rückfällig werde und aus Bequemlichkeit dennoch im fensterlosen, klimatisierten Zentrum einkaufe, überstehe ich diese Tortur besser, wenn mich Felix begleitet. Alleine halte ich diese kollektive Frustration kaum aus. Ich habe da noch nie ein fröhliches Gesicht gesehen. Wohlstandskonzentrationslager! Felix hält sich diese dunkle

Stimmung auf seine Art vom Leibe und reißt auch mich dadurch immer wieder aus meiner Konsumumnachtung. So kann es geschehen, daß er plötzlich aus dem Kreis der Frustrierten ausbricht, mich wie ein Affe freudig anspringt, umarmt, küßt, mich beinahe auffrißt wie eine übergroße Banane und nicht eher von mir abläßt, bis ich seine stürmische Liebesbekundung einigermaßen, wenn auch unendlich verlegen, erwidert habe. Dies sei für ihn die einzige Möglichkeit, mit dieser kaufenden Trostlosigkeit umzugehen.

Als wir einmal in einer endlosen Warteschlange vor einer Kasse warten mußten, blickte mich Felix plötzlich prüfend an. Schatz, du siehst müde und abgespannt aus! Ich war so gereizt und ungeduldig, daß mir ein kleines Streitgespräch sehr gelegen kam. Du meinst wohl, ich sehe alt aus! Nein, das habe er doch nun wirklich nicht gesagt. Doch. Genau. Das habe er nämlich sagen wollen. Schließlich hätte ich ein Recht dazu, so alt auszusehen, wie ich sei! Ich hätte überhaupt keine Lust, auch nur eine einzige Falte in meinem Gesicht zu verdecken. Jede Falte sei schließlich eine Kostbarkeit und erzähle von meinen endlosen Jahren, die ich auf dieser gottverschissenen Konsumfrustscheißwelt zurückgelegt hätte! Ich steigerte mich immer mehr hinein. Die Leute um uns wurden allmählich auf mich aufmerksam. Felix wollte mich beschwichtigen, was gerade das Gegenteil auslöste. Schließlich nahm er mich einfach inmitten der überfüllten Einkaufswagen mit all dem hineingeworfenen Mist in seine Arme und brachte mich küssend zum Schweigen. Zum Schluß flüsterte er mir noch etwas Obszönes ins Ohr, streifte meinen Ohrring, ausgerechnet jenen mit der schlechtsitzenden Perle, die nur noch an einem Faden hing. Ich wütete abermals in eine nächste Schimpftirade, indem ich ihm nun vorwarf, er ruiniere mich noch vollends, da er mir nun auch noch den ohnehin spärlichen echten Schmuck auffresse. Inzwischen waren wir an der Kasse angekommen. Wir türmten unsere Sachen aufs Fließband, die dann auf einem Förderband in eine tieferliegende Mulde weitertransportiert wurden. Seit das Geschäft kürzlich umgebaut wurde, um nochmals auf den allermodernsten Stand gehievt zu werden, ist leider die Senkung, die zur Mulde führt, etwas zu steil geraten. Wenn man nicht weitsichtig plant und die schweren Dinge wie Büchsen usw. nicht zuerst aufs Band legt, werden die zerbrechlichen und leichten Sachen von den schweren schonungslos zerquetscht. Es gibt nun dort spezielle Hilfskräfte, die den ganzen Tag nichts anderes tun, als ausgelaufene Joghurts, zusammengedrückte Bananen oder sonstiges aus den Müllmulden herauszuputzen. Am besten ist es, wenn man die Aufgabe zu zweit bewältigt. Der eine stellt die Sachen auf das Förderband, die Kassiererin tippt ... und ab gehts in die Mulde, wo der andere es dann blitzschnell entfernt. Zugegeben, derjenige an der Mulde gerät leicht in Streß. Nach dieser hektischen Fließbandarbeit setzt mich Felix jedesmal in ein neues Schockerlebnis. Obwohl ich es weiß, hoffe ich jedesmal, daß er es diesmal vergißt. Deshalb kann ich ihn auch nicht darum bitten, er solle es nicht tun, würde ich ihn ja damit daran erinnern. Ich versuche ihn also jedesmal, wenn wir mit dem gefüllten Wagen von der Kasse weggehen, in ein interessantes Gespräch zu verwickeln. Oft genug dachte ich, heute habe ich es geschafft. Aber nein, beim Anblick der steilen Rampe, die zur Garage hinunterführt, bricht sein ganzer Spieltrieb jäh in ihm durch. Er springt mit Anlauf, den übervollen Einkaufswagen vor sich, auf die Rampe und rutscht wie auf einer Eisbahn in rasender Geschwindigkeit in die Tiefe, vorbei an auseinanderstiebenden, verängstigten Menschen. Doch das Schlimmste an allem ist die sich unten befindende, automatisch öffnende Glastüre, die ich jedesmal in tausend Splitter zerschmettert sehe, vor der er aber in allerletzter Sekunde, sollte sie sich nicht rechtzeitig geöffnet haben, blitzschnell anhält. Wie er das macht, weiß ich nicht, hat er doch weder an Wagen noch Schuhen eine Bremsvorrichtung. Jedesmal durchleide ich tausend Höllen und fühle mich sämtlichen Rennfahrerbräuten zutiefst verbunden. Der Schreckensschrei, der mir dabei entschlüpft, wird von meiner Umgebung unterschiedlich gewertet. Entweder mit solidarischem Mitgefühl über diese schwierige Jugend heutzutage oder mit pädagogischer Schadenfreude, ich hätte eben diesen ungezogenen Bengel besser erziehen sollen. Wenn die wüßten ...!!!!

9. Die Baumwollschafe

Seht ihr den Mond dort stehen? –
Er ist nur halb zu sehen,
  Und ist doch rund und schön!
So sind wohl manche Sachen,
Die wir getrost belachen,
  Weil unsre Augen sie nicht sehn.

Matthias Claudius

Der heutige Mensch ist in hohem Maße von seinem Innersten abgeschnitten. Selbst wenn ihn körperliche Symptome in Form von Krankheiten darauf aufmerksam machen wollen, überhört er sie tunlichst, oder schlimmer noch, er setzt alles daran, sie zum Schweigen zu bringen. Dabei wären diese Zeichen hilfreiche Führer, Freunde, die aufmerksam machen wollen, daß seelisch etwas im Ungleichgewicht steht. Krankheiten erzählen, wenn man genau hinhört, was einem innerlich fehlt. Der Körper lügt nicht, er fordert zur Wahrheit auf.

Genauso verhält es sich mit den Symptomen der Wechseljahre, die ja oftmals wie eine Krankheit abgehandelt werden. Die verpönten Hitzewallungen, die in der Regel vor allem mit der umstrittenen Östrogenbehandlung bekämpft werden, sind sehr aussagekräftig. Man braucht sich auch hier nur einmal das Wort genau anzuschauen: Hitze-Wallungen. Da ist einmal die Hitze, die angesprochen wird, im Sprachgebrauch als Fliegende Hitze bezeichnet. Hitze macht heiß, feurig. Da wäre etwas Heißes und Feuriges da. Wir sind also heiß, jawohl, wir sind heiße Frauen! Das ist vielleicht die vordergründigste Betrachtung. Dahinter ist aber noch etwas anderes zu verstehen. In der Zeit des Wechsels befinden wir uns in einem Übergang vom ausschließlich mondenhaften, weiblichen Prinzip, das da heißt, aufnehmend, empfangend, gewährend, bewahrend, in das sonnenhafte, männliche Prinzip, welches eindringen, durchdringen, zielstrebend auf etwas zuschreiten symbolisiert. Die Hitze erinnert uns an die neue Qualität, die wir hinzugewinnen. Eigentlich ein wunderbarer Vorgang! Feuerzeichen im Haupt! Der oberste Bereich unserer Leiblichkeit wird sonnenhaft.

Das andere Wort, Wallung, ist genauso aussagekräftig. Die Wallungen bringen in Wallung. Darüber besteht kein Zweifel. Die alte zurechtgezimmerte Ordnung, das eingefahrene System, die Werte und Normen geraten dadurch in ein Durcheinander, nichts steht mehr wie gewohnt am alten Platz. Danach muß wieder aufgeräumt werden, einiges neu durchdacht und überlegt werden. Falls man wieder in die eingefahrenen Schienen gerät, wird eine neue Wallung dafür sorgen, daß man nochmals und nochmals von vorne beginnt, bis man endlich begriffen hat, daß es sich um eine Neuorientierung handelt und alte Vorstellungen verabschiedet werden müssen, um dem Neuen Raum zu geben.

Ein weiteres typisches Symptom der Wechseljahre sind die Schlafstörungen. Wenn der Schlaf gestört ist, dann wacht man eben auf. Aufwachen kann man aber nur aus einem schlafenden Zustand. Unser Alltagsbewußtsein ist mit einem schlafenden Bewußtsein zu vergleichen. Ein Bewußtsein also, welches sich vorwiegend mit der materiellen Ebene beschäftigt. Dies aber ist lediglich die äußerste Schicht unseres Daseins. Je wacher wir werden, umso mehr stoßen wir vor in die Mitte, in den einen Punkt, wo die Polarität aufgehoben ist. So gesehen, sind Schlafstörungen eine Aufforderung, aufzuwachen, sei es auch nur für kurze Momente, um wieder mit sich und seinem Innersten in Kontakt zu kommen.

Ich habe in sieben schlaflosen Nächten sieben für mich wichtige Sätze bezüglich der Wechseljahre formuliert:

1. Wechseljahre sind keine biologische Tragödie, sondern Auftakt in eine neue, schöpferisch-geistige Lebensphase.

2. Wechseljahre entlassen uns aus dem biologischen Aufgabenkreis der körperlichen Mutterschaft und geben uns frei für die Gestaltung der geistigen Mutterschaft.

3. Die körperlichen Veränderungen während der Wechseljahre zeigen gleichnishaft nach außen, was sich innerlich analog verändert.

4. Wechseljahre verdeutlichen die Loslösung aus der ausschließlichen Verhaftung im weiblich-mondenhaften Prinzip durch die Ergänzung im männlich-sonnenhaften.

5. Wechseljahre zeigen den Wechsel aus der Orientierung und Identifizierung im Körperlichen in diejenige des Geistigen an.

6. Die Wechseljahre fordern uns heraus, aus der körperlichen Halbheit herauszutreten in die Ganzheit des Menschseins.

7. In der Zeit der Wechseljahre überschneidet sich die äußere mit der inneren Lebenskurve. Während die äußere allmählich absinkt, steigt die innere stetig weiter an.

Als ich diese Sätze ausformuliert hatte, konnte ich in den darauffolgenden Nächten wieder schlafen.

Ich hoffe, daß mich immer wieder Schlaflosigkeit wachrüttelt, wenn es darum geht, aus einer dämmrigen Betrachtungsweise aufzuwachen.

Wechseljährigen, denen ich nun begegnete, sei es beruflich oder privat, unterbreitete ich meine Überlegungen. Wenige wurden wütend, dies sei der bare Unsinn, absolut unverständlich. Die Mehrheit jedoch verstand. Und wie! Ich konnte miterleben, wie Depressionen einfach verschwanden. Irgendwann wurde ich müde, immer wieder dasselbe zu erzählen und ich dachte mir, es wäre schön, wenn ich mit einem einmaligen Erzählen mehrere Frauen gleichzeitig erreichen könnte.

So kam mir die Idee, Tagungen über dieses Thema zu veranstalten.

Dann machte ich mich auf die Suche nach einem geeigneten Tagungsort. Unter den vielen Möglichkeiten entschied ich mich für eine Tagungsheimstätte, welche in ihrem Kursangebot vor allem Themen der zweiten Lebenshälfte enthielt. Zudem kannte ich das Haus bestens aus meiner Zeit und Tätigkeit im Gefängnis, wo wir unsere Tagungen für uns Psychotherapeuten durchführten.

Ich rief umgehend dort an, bot meinen Kurs an, realisierte den Wechsel des Leiterteams und erhielt bereits am Telefon eine Zusage. Sie hätten selbst größtes Interesse daran und würden also gern an einer solchen Tagung mithelfen und Gruppen leiten. Wir verabredeten einen ersten Besprechungstermin.

Als mein Gefühl, ich sei ein absolutes Glückskind, da mir nun auch die Durchführung einer Tagung auf Anhieb gelingen sollte, etwas abgeklungen war, bemerkte ich ein leises Unbehagen. Ich konnte es zunächst nicht begreifen, schien doch alles wie am Schnürchen zu gehen. Das Unbehagen spürte ich vor allem in der Magengegend, kaum wahrnehmbar, wie wenn man mit dem Lift zwei Stockwerke in die Tiefe fährt, kaum Zeit, es richtig wahrzunehmen. Ich lenkte meine ganze Aufmerksamkeit auf dieses Körperempfinden, unverzüglich und prompt stellte sich das dazugehörige Gefühl ein: In-etwas-hinein-gezogen-werden. Ich begriff blitzschnell, was das Gefühl meinte. Da ich eine ganz klare Vorstellung hatte von dem, was ich von einer Tagung über Wechseljahre wollte, und sich nun plötzlich andere beteiligen wollten, befürchtete ich, mein Ziel könnte sich verwässern. Wechseljahre sind nicht einfach Wechseljahre. Menschen denken sehr unterschiedlich darüber! Meine Überlegungen diesbezüglich sind zweifellos nicht jedermanns Sache.

Als ich den Grund meines Unbehagens herausgefunden hatte, verschwand es denn auch sofort wieder. Aber ich wußte nun, daß ich in der bevorstehenden Besprechung meiner Idee absolut treu bleiben mußte, sie nicht zurechtbiegen durfte, damit sie den Teammitgliedern paßte.

Am Morgen des Sitzungstages, als ich aufwachte und die Fensterläden öffnete, begrüßte mich strahlend die Sonne. Heute war sie vor mir aufgestanden, sonst bin ich meistens vor ihr da. Sie drang mit ihrem Licht so hell und heiter in mein Zimmer hinein, ich grüßte zurück und antwortete ihr, indem ich mir eine Bluse anzog, die ebenfalls sonnengelb strahlte. Dazu einen weitschwingenden Rock im klaren Blau des Himmels und um den Hals ein wolkenweißes, weiches Tuch. So stand ich da, in meinen Himmelsfarben, die meinen Gemütszustand präzis spiegelten.

Beschwingt ging ich durch den Tag in neugierig-freudiger Erwartung der Abendstunden, in denen die allererste Besprechung meiner Tagung über die Wechseljahre stattfinden sollte.

Gegen Mittag verfinsterte sich der unbeschwerte Himmel. Am Nachmittag fing es an zu regnen, und bis zum Abend hing dichter Nebel über den Straßen. Ich fuhr also mit herabgesetzter Geschwindigkeit die 45 km bis zum Tagungsort. Zuweilen wurde der Nebel so dicht, daß ich am liebsten ausgestiegen wäre, um zu Fuß weiterzugehen. Wieder einmal mehr ärgerte ich mich über meine bodenlose Naivität. Zwanzig lange Jahre bin ich nun auf diesen Straßen gefahren. Irgendwie habe ich es immer geschafft, mich unbescholten durch sämtliche Unwetterbedingungen hindurchzuschlängeln. Aber als Felix in mein Leben trat, da veränderte sich alles schlagartig. Er konnte nicht aufhören, sich zu wundern, daß ich nicht schon längst ein Opfer nebliger Straßen geworden war. Es sei doch einfach unmöglich, ohne Nebellampen herumzufahren. Ich hörte davon zum erstenmal in meinem Leben und wollte sie auch schnellstmöglichst wieder vergessen. Felix aber sorgte dafür, daß sie nie mehr aus meinem Gedächtnis entschwanden. Wir konnten keinen Kilometer mehr zurücklegen, selbst an heißhellen Tagen nicht, ohne daß er mir nicht unentwegt von diesen Nebellampen quasselte. Allmählich glaubte ich selbst, daß es einfach nicht mehr möglich sei, ohne derartige Lampen, selbst wenn ich nicht gerade im Auto sitze, zu leben. Ja, Nebellampen gehören einfach in jedes Haus (bzw. Auto). Ich erstand, d. h. Felix kaufte und ich bezahlte, die teuersten, die nur aufzutreiben waren, denn schließlich lohnt sich doch diese Investition. Felix wollte sie selbstverständlich eigenhändig an meinem Auto anbringen. Er klütterte einen Tag daran herum, ohne nennenswerten Erfolg, dann einen ganzen zweiten Tag. Er fuhr in die Werkstatt, um es sich erklären zu lassen, kam mit einem erlösten „Aha-Gesicht" zurück, welches sich aber wieder verdüsterte, als es abermals nicht ging. Nach weiteren drei Tagen wollte ihm ein Bekannter helfen, der alles an seinem Auto selbst zusammenbastelte. Aber auch mit seiner Hilfe gelang es ihm nicht. Allmählich riß mir die

Geduld, hatte ich doch sämtliche Termine, für welche ich das Auto benötigte, verschoben. Ich fuhr eigenhändig in die Werkstatt, damit nun endlich diese verdammten Nebellampen montiert werden konnten. Dies sei nicht so einfach, wie ich mir dies wohl vorstelle, zu diesem Zweck müsse der ganze Motor ausgebaut werden. Spätestens an dieser Stelle hätte ich zum Rückzug blasen müssen. Ich war aber nur noch von einer einzigen Idee besessen, daß die Lampen nun endlich angebracht werden. Ich ließ das Auto also zwei Tage in der Werkstatt. Und dann kam der ganz große Tag, Krönung dieser langwierigen Sache.

Felix erklärte mir stolz, welchen Schalter ich nun in Gang setzen müsse, um endlich die langersehnte Wohltat einer von Nebellicht ausgeleuchteten Straße zu erleben. Ich bemerkte absolut keinen Unterschied, tröstete mich aber damit, daß die eigentliche Qualität dieses Lichtes erst im Nebel zum Vorschein komme. So wartete ich denn manche Wochen, ja Monate, bis ich sie endlich in dickem Nebel genießen konnte. Meine Verblüffung war groß, ich sah mit den Lampen nämlich noch weniger als vorher. Felix behauptet zwar, man sähe eindeutig mehr, aber ich glaube, man muß sich dies ganz gehörig einreden. Kürzlich habe ich mich mit einer Bekannten unterhalten. Sie klärte mich auf, und seitdem ist für mich diesbezüglich die Welt wieder in Ordnung: Nebellampen seien vor allem dazu da, daß die anderen einen besser sähen.

Ich habe mich dann entschlossen, auf diese Rücksicht zu verzichten, d. h. ich fahre also immer ohne Nebellampen, weil ich einfach besser sehe. So auch an diesem Abend. Im Tagungshaus kam ich um einige Minuten verspätet an. Ich stand im düsteren Gang, noch immer in meinen Himmelsfarben, und wartete. Einiges hatte sich hier verändert! Das Licht im Gang war trüber geworden, die Lampe höchstens 25 Watt. Anstelle der bequemen Korbsessel von einst standen Holzbänke an den Wänden entlang. Die bunten Bilder und Wandbehänge, die ich besonders geliebt hatte, waren gegen schlicht-dürre Federzeichnungen (bestimmt aus eigener Küche) ausgetauscht worden. Was da einst lebte, war nun erstarrt, leblos, ohne Schwung und Freude, wie eine karge öde Winterlandschaft. Ob sich sonst noch anderes ebenso verändert hat? Nun, die Zimmer und vor allem die Betten waren schon früher lustfeindlich und mahnten stets an Selbstüberwindung. Da war einmal das zwar fließende Wasser, aber kalt, in den Wintermonaten gar eiskalt. Die Betten, so behauptete ich, wurden extra angefertigt, mindestens um 15 cm schmaler als üblich. Man mußte also froh sein, wenn man allein nicht jäh in die Tiefe auf den Holzboden abstürzte, unmöglich war es, zu zweit ein nettes Stündchen zu verbringen. Was die Leintücher anbetraf, so hatte ich derartiges noch nie erlebt. Da ich die Angewohnheit habe, nackt zu schlafen, wurde ich dort von dieser Unsittlichkeit schnellstens bekehrt. Die Leintücher waren wie Schmirgelpapier, unmöglich, sich auch nur mit entblößten Füßen dieser Kratzkur zu übergeben. Das schneeweiße Leinen, gestärkt und unbefleckt, ist unbarmherziger als die verbissenste Moral. Sollte man es doch einmal gewagt haben, die schmale Bettpritsche als Liebesnest ihrer spartanischen Bestimmung zu entheben, schlich einem spätestens beim Anblick der Spermaspuren, die wie transparente Fettflecken auf Papier aussahen, die tiefe Schuld ins Büßerhemd.

Meine Gedanken wurden durch ein Geräusch unterbrochen, welches mich an das Schlurfen einer alten, etwas gehbehinderten Person erinnerte. Ich war ziemlich überrascht, als sich mir eine Gestalt näherte, welche sich als ’s Trudi vorstellte, ein Mitglied des Teams. Sie führte mich in den Besprechungsraum, der um einiges heller war, Trudi, eine an und für sich hübsche Frau von etwa 35 Jahren, steckte vom Scheitel bis zur Sohle in Wolle, nichts als Wolle. Die Füße steckten in riesengroßen Wollschlarpen, die selbst das grazilste Wesen wie eine plumpe Kröte erscheinen ließen. Sie informierte mich, daß an diesem Gespräch auch noch „Selsiuntepäuli“ teilnehmen werden. „Wer?“ „Selsiuntepäuli!“ Ich wagte nicht, noch ein zweitesmal zu fragen. Nach wenigen Minuten erschien dann „Selsiuntepäuli“. Eigentlich wären es zwei Menschen gewesen, Elsa und Paul. Aber bald stellte sich heraus, daß die Bezeichnung absolut richtig war. Ich wollte von Elsa wissen, ob sie denn schon in den Wechseljahren sei. Paul antwortete: „Wir haben gelegentlich Vorzeichen der beginnenden Wechseljahre, z. B. letzten Monat hatten wir keine Periode.“ Die beiden sind seit 22 Jahren verheiratet, kinderlos. Sie machten einen derart langweiligen Eindruck, daß man sich diese Jahre nicht vorstellen kann, ohne Gänsehaut zu bekommen. Nun, sie hatten sich denn in der letzten Zeit sehr mit Trudi befreundet. So wurde der graue Ehealltag etwas aufgelokkert. Seit einem Jahr führen sie zu dritt diese Tagungsheimstätte. Das Beeindruckendste war aber, daß „Selsiuntepäuli“ ebenfalls von Kopf bis Fuß in Wolle gewickelt war, lediglich Selsi trug einen unförmigen Rock, selbstgewoben, wie sie später stolz berichtete. Die übrigen Stricksachen stammten ebenfalls aus eigenem Stall. Selbstgeschoren, selbstgesponnen, mit selbstzusammengesuchten Pflanzen in selbstgehämmertem Kupferkessel über selbstzusammengetragenem Holzfeuer selbstgefärbt und dann mit selbstangefertigten Holzstricknadeln selbst gestrickt. Und so sah das Ganze auch aus. Ein farbiges Trauerspiel in unförmigen Modellen, Tepäuli trug ein mausbraungraues Sozialarbeitergilet, Manifest seines politisch grünlichen Bewußtseins. Farblich und förmlich erinnerten mich die drei an Kartoffelsäcke, welche aus Sicherheitsgründen, damit sie selbst wußten, was vorne und was hinten war, in Riesenwollpantoffeln steckten. Sie musterten mich in meinen grellen Himmelsfarben ebenfalls mit sehr viel Skepsis und gaben mir auch zu verstehen, daß ich bezüglich Textilien noch nicht so weit sei. Bewußtseinsmäßig.

An dieser Stelle hätte ich nun blitzartig das Haus verlassen sollen. Irgendwie hoffte ich aber dennoch, alles zu einem vernünftigen Ende zu bringen. Sie versicherten nochmals, wie sehr sie an einer Tagung zum Thema Wechseljahre interessiert seien und wie gerne sie dabei mitarbeiten würden. Gut denn, ich würde ihnen einmal mein Konzept vortragen. Sie kuschelten sich in ihre unbequemen, ungepolsterten Sessel, Selsiuntepäuli knabberten gemeinsam an einer Mohrrübe, welche ’s Trudi selbigen Tags aus biologischem Anbau geerntet hatte.

Ich trug meine Überlegungen freudig und begeistert vor, überzeugt von mir und dem, was ich zu sagen hatte. Sie schauten mit unverständigem Blick aus ihrer Wolle, wie drei Schafe, die versehentlich in den Straßen von New York landeten.

Ich hatte die Wahl, mich auf dieses Unverständnis einzulassen, was zum unverzüglichen Abbruch meiner Darlegungen geführt hätte, oder mich ausschließlich an mir, an meiner Freude und auch meiner Liebe zu meinen eigenen Gedanken zu orientieren. Ich entschloß mich für das letztere, denn ich wollte mir den Abend nicht verderben lassen, nur weil drei müde Wollknäuel mich nicht verstanden. So fuhr ich denn also in meinen Erläuterungen weiter, volle 30 Minuten, angespornt von meiner eigenen Resonanz. Als ich bereits in die letzten Sätze einmündete, ritt mich noch kurz ein kleiner, giftiger Teufel. Leider würden viele Frauen das gesamte freigewordene Energiepotential der zweiten Lebenshälfte, welches für die geistige Mutterschaft bestimmt sei, in läppische Dinge wie Weben, Spinnen, Stricken hineinbuttern. Das sei ja alles ganz nett, ziele aber an der eigentlichen Verwirklichung des Menschseins vorbei. Das saß. Sie räusperten sich und holten zum Gegenschlag aus. Selsiuntepäuli meinten dann mit versteckter Aggression salbungsvoll, meine Überlegungen seien recht originell, so im ganzen gesehen, manches gar etwas überrissen. Besonders meine Art und Weise, so etwas vorzutragen, sei ungewohnt, allzu bestimmt, zu sicher, zuweilen gar überrollend, um nicht zu sagen autoritär und suggestiv. Das müßte man natürlich alles abschwächen und auf die Tagungsteilnehmer abstimmen, ebenso ginge es auch darum, den Stil des Hauses zu wahren, und dieser sei natürlich viel gediegener, ruhiger, einfühlsamer. Ja, sie könnten sich auch gar nicht recht vorstellen, wie ich in dieser direkten wuchtigen Art mit Menschen arbeiten könne; das müßten sie dann eben übernehmen. Schließlich hätten sie alle eine psychologische Zusatzausbildung und könnten diese Feinarbeit dann schon ausführen. Ich ertappte mich gerade dabei, wie ich mich bei ihnen anbiedern wollte, kniefällig werden und sagen, daß dies jetzt eine Ausnahmesituation gewesen sei, daß ich doch auch einfühlend sein könne, ich hätte das ebenfalls studiert (und zwar im Hauptfach!), und daß ich mein Temperament schon im Zügel hätte.

Bevor ich dies jedoch stammeln konnte, bäumte sich mein ganzer Stolz, jawohl Stolz, auf: „Ich verzichte auf eine Zusammenarbeit mit euch. Ich bin nicht bereit, mein geliebtes geistiges Kind auf einen faden, biologischen Rettich zurechtzustutzen!" Sprach's und ging.

Erleichtert, beinahe freudig, machte ich mich auf den Heimweg. Gott sei Dank. Ich bin noch einmal davongekommen! Die Nasenspitze dicht an der Scheibe, nach vorne gebeugt, suchte ich die Straße durch den dichten Nebel, noch in Kampfesstimmung, angespannt, jederzeit zum Gegenschlag bereit. Diese saublöden Baumwollschafe! Schon jetzt halb tot, farblos, fleischlos, Sozialarbeitergefasel, gekreuzt mit moderner Heimleiterideologie und psychologischem Zusatzwissen, ergibt dieses elende Gemisch zwischen gesunder Ernährung und scheintot! Warum gründen sie nicht eine neue Partei, „die Wollenen", als logische Ergänzung zu den Grünen. Nichts geht mir mehr auf die Nerven als diese sträfliche Kurzsichtigkeit, zu meinen, die Seele gedeihe besser, wenn der dazugehörige Leib in gesunder Wolle stecke und ausschließlich Körner fresse. Die seelische Entwicklung läßt sich davon herzlich wenig beeinflussen, wie mein Auto auch nicht schneller fährt, wenn es schöne Musik hört. Diese Art von bewußt leben halte ich für sehr verfänglich. Sie ist nichts anderes als eine weitere Spielart der materiellen, vordergründigen Sichtweise des Lebens.

Nachdem ich meinen Ärger einigermaßen losgeworden war, fühlte ich mich zunächst sehr wohl. Es gab mir ein gutes Gefühl, zu mir, zu meiner Idee gestanden zu sein. Allmählich verschwand jedoch mein Wohlbefinden, und ich spürte einen leichten Druck auf der Brust. Während sich mein Auto wie von selbst den Weg durch den Nebel suchte, richtete ich meine ganze Aufmerksamkeit auf diesen kleinen Druck, der sich etwa so groß wie ein Zweifrankenstück anfühlte. Ich beobachtete, wie sich das Drückende langsam veränderte, so wie wenn es sich bewegen wollte. Ich folgte diesem Bewegungsimpuls, ließ es nicht mehr aus den „Augen". Da spürte ich, wie es kaum merkbar begann, sich nach oben zu bewegen, wie etwas, das hinauf will, den Hals hinauf. Zugleich legte sich das Zweifrankenstück quer, es fühlte sich also nicht mehr wie etwas an, das drückt, sondern wie etwas, das einen Durchgang verschließt, das beinahe steckenbleibt. Es vergrößerte sich immer mehr, wurde wie ein Fünffrankenstück, dann wie eine Kaffeeuntertasse, die sich unendlich mühsam durch den engen Halskanal hinaufquälte. Es tat entsetzlich weh, ich wollte laut schreien, hatte aber zugleich ein Gefühl des Erstickens. Was sich da so breit und erstickend in meinem Hals anfühlte, würgte sich immer weiter in den Rachenraum hinein, bis es sich endlich als wuchtiger Schrei aus mir heraus befreite. Ich schrie, ich schrie mit breitaufgerissenem Mund in die Nacht hinaus, qualvoll und zugleich erleichtert – das Auto hatte sich längst irgendwann, irgendwie an den Straßenrand gestellt – mein ganzer Körper bebte und zitterte, mir war, als ob in mir ein Stahlkorsett auseinanderbarst, wie wenn ich mich aus einem Gefängnis befreite. Bilder! Bilder, Erinnerungen tauchten auf, wie ich mich einengen ließ, jahrzehntelang meine innere Spannweite begrenzen ließ, zurechtstutzte auf die gängige Norm der Mittelmäßigkeit, immer in panischer Angst, so wie ich bin, bin ich nicht okay, stets meine obersten und untersten Oktaven abzuklemmen versuchte, um in ein Schema hineinzupassen. Wie oft habe ich meine Lebensfreude, meine Lust am Spaß abgewürgt. Gelang es mir einmal nicht, wurde ich als hysterisches Weib abgestempelt. Wie sehr hat mich das jeweils gekränkt! Aber ich wagte nicht, mich zu wehren. Ich versuchte lediglich, meine Regungen unter eisige Kontrolle zu bringen, um keinesfalls wieder Gefahr zu laufen, eine derartig verletzende Etikette aufgeklebt zu bekommen. In dieser Nacht schrie ich meinen Schmerz und meine Empörung einer langjährigen Kränkungsgeschichte aus mir heraus, unterbrochen von Wutschüben, die mich veranlaßten, das Auto zu verlassen und, geschützt vom stockfinsteren Nebelmantel, wie eine Löwin zu brüllen: „Leckt mich alle am Arsch!!!"

Als ich wieder im Auto saß, war ich verändert. Wie neu geboren. Ich fühlte mich anders in meiner Haut. Ich spürte meinen Körper viel deutlicher, klarer. Aber ich fühlte mich auch verletzbarer, wie ein rohes Ei. Ich nahm mich selbst in die Arme, kuschelte meinen Kopf vor meinen Oberkörper und sprach zu mir selbst, ich bin nicht entweder das eine oder das andere, ich bin sowohl als auch. Ich bin kraftvoll, gehe mit viel Schwung und Energie in die Welt. Zugleich bin ich auch ganz leise, einfühlsam und taste mich sorgfältig nach innen.

10. Hurra! Ich bin tatsächlich in den Wechseljahren

Aber versöhnt sind die Schicksalsmächte,
Lächeln freundlich dem Dulder hernieder,
Und mit der weit verscheuchten Ruhe
Kehrt das blühende Glück auch wieder.

So wie zerschmettert am tönenden Riffe
Endlich die brausende Woge auch ruht,
Seele des Menschen, wie gleichst du dem Schiffe,
Schicksal des Menschen, wie gleichst du der Flut.

Annette von Droste-Hülshoff

Das fruchtbare Ärgernis mit den Wollschafen wirkte noch einige Wochen nach. Hier und dort nochmals ein Aufflackern eines Schmerzrestes, Begebenheiten, die mir plötzlich wieder einfielen, mit immer demselben Thema: einengen, zurechtstutzen, verkrüppeln. Bilder, die mir da aufstiegen, wie ich wie ein abgeknickter Gartenschlauch lebe, mit blockierter Energie, oder wie ich mich mit angezogener Handbremse auf meinem Lebensfahrrad abstrample. Ich kam mir vor wie eine Zwiebel, die eine Haut nach der andern los wird. Häutung!

Dabei vergaß ich die Durchführung der Tagung für Wechseljährige.

Nach einigen Wochen besuchte ich einen Bazar, Kleinstadtereignis. Alles was nicht niet- und nagelfest war, ist mit dabei. Verstopfte Straßen, keine Parkplätze, alles im Bazarfieber. Bevor ich mich zu den Ständen durchringen wollte, besorgte ich mir eine Soja-Bratwurst. Ich wollte mich gerade nach dem ersten Bissen vom Schock der absolut ungenießbaren vegetarischen Wurst erholen, da bekam ich von hinten einen Schubs, stolperte nach vorne und landete an einer harten Männerbrust. Warm, weit, fest! Am liebsten hätte ich wie eine Katze zu schnurren begonnen, warf zuvor aber noch einen kurzen Blick auf den Inhaber dieser atemberaubenden Männlichkeit. Wie war ich überrascht, als ich entdeckte, daß ich in einen alten Freund, den ich mindestens seit zehn Jahren nicht mehr gesehen hatte, hineingestolpert war. Daniel! Wir umarmten uns, auch er mit einer Sojawurst ausgestattet. Wieviele Jahre ist das nun her, zehn, zwölf, fünfzehn? Weißt du noch? Damals? Wir einigten uns auf zwölf Jahre. Damals holte mich Daniel ins Gefängnis. Ich, ein Greenhorn, mit vielen Theorien im Kopf und wenig Wärme im Herzen, begann mit Strafgefangenen psychotherapeutisch zu arbeiten. Ich hatte vom Strafvollzug keinerlei Ahnung. Zusammen mit Daniel leitete ich meine erste Selbsterfahrungsgruppe im Gefängnis. Mit Schmunzeln denke ich daran zurück. Immer wenn ich unsicher wurde, verschanzte ich mich hinter irgendwelchem beruflichem Gefasel. Die Strafgefangenen zeigten dafür wenig Interesse, im Gegenteil, ich wurde von ihnen immer wieder zur Kasse gebeten, bis ich meine angelernten Theorien zu Billigpreisen abgab und auf dem Boden der Echtheit und Menschlichkeit landete.

Es war eine harte Lernzeit. Aber ich habe dabei etwas Entscheidendes gelernt, was mich mein ganzes Leben weiterhin begleitet. Gerade in der Arbeit mit Strafgefangenen habe ich begriffen, daß lediglich das menschliche Bewußtsein polar ist. Die Welt als solche ist nicht schlecht. Sie ist aber auch nicht gut. Sie ist so, wie sie ist. Ebenfalls der Mensch. Der Mensch ist nicht böse. Der Mensch ist nicht gut. Es ist immer alles da, sowohl die lichthaften als auch die dunklen Seiten. Wir nehmen mit unserem Bewußtsein entweder das eine oder das andere auf. Wir unterteilen. Wir nehmen nur eine einzige Seite eines Menschen wahr. „Ein Krimineller ist ein Krimineller!" Ein Mensch, welcher eine kriminelle Tat verübt hat, ist ein Mensch, der eine kriminelle Tat verübt hat, weiter nichts. Dies ist nur einer der vielen Bereiche seiner Möglichkeiten. Der Mensch gleicht einem Haus mit vielen Zimmern. Wenn eines in Unordnung geraten ist, so heißt das noch lange nicht, daß sämtliche übrigen Räume ebenfalls so sind. Nach meinen Erfahrungen ist in jedem Haus irgendwo ein Zimmer, manchmal versteckt und sehr schwer zu finden, welches unversehrt und heil ist. In jedem wohnt das Göttliche, die Buddhanatur. Menschsein beinhaltet, alles in sich zu tragen.

Was machst du, wo bist du, wie geht es dir? Ich wollte alles auf einmal von Daniel erfahren. Nein, du zuerst. Also, ich zuerst. Während er tapfer an seiner vegetarischen Bratwurst herumknapperte, erzählte ich ihm von mir. Die letzten zwölf Jahre auf eine Wurstlänge zusammengeschnitten. Berufliches – Auszug aus dem ehelichen Domizil mit meinen Kindern – Scheidung – Felix – Wechseljahre. Meine Wurst ließ ich unauffällig in meine hellbeige Jackentasche verschwinden, wo es sich zunächst angenehm warm anfühlte, mit der Zeit aber etwas feucht wurde und ein riesiger vegetarischer Fleck entstand. Dann erzählte Daniel. Berufliches – Familiäres – Neubeginn im Beruflichen, und seit einem halben Jahr habe er ein Haus für Tagungen übernommen, welches er aus den roten Zahlen herauswirtschaften möchte.

Da standen wir uns also gegenüber. Ich mit den Wechseljahren. Er mit seinem Tagungshaus. Die Sache war klar. Kein langes Gerede. Wir vereinbarten einen Termin, an welchem wir die ganze Angelegenheit besprechen wollten.

Obwohl ich meinen Kindern immer wieder am Sonntag beim Frühstück predige, die richtigen Dinge kämen von selbst, man müsse sie nicht krampfhaft suchen, sondern einfach achtsam sein, falls etwas an die Türe klopfe, bin ich doch jedesmal überrascht, wenn mir solches zustößt. Wie ein kleines Wunder! Wir setzten ein Datum für den allerersten Auftakt fest. Es konnte nicht schnell genug gehen.

Zehn Tage vor dem Tagungsdatum brach für mich nochmals die Welt zusammen. Ich bekam wieder eine Menstruation. „Re, ich bin doch nicht in den Wechseljahren!" Verzweifelt rief ich sie an. „Nach deinen eigenen theoretischen Ausführungen gehört eine Zwischenblutung durchaus zu den Wechseljahren. Das solltest du nun doch wirklich wissen!" Sie war ungeduldig. „Ja, theoretisch schon, aber praktisch! Praktisch menstruiere ich, bin also eine Menstruierende und keine Wechseljährige. Re, es ist die größte Katastrophe, die man sich nur denken kann. Stell dir vor, ich muß mein Referat unterbrechen, um den Tampon auszuwechseln!" „Du bist eine dumme Henne. Geh zu deiner Ärztin, sie soll nochmals den Hormonspiegel messen und dir das Resultat unter die Nase binden."

Ich fühlte mich von Rebecca nicht verstanden. Vom Glück verlassen, dem Gespött freigegeben. Ich Unglückselige, ich Pechvogel. Rebeccas Rat aber befolgte ich. Meine Ärztin begriff meine Erschütterung ebenfalls nicht. Sie erinnere sich, daß ich doch vor einigen Monaten, als sie mir eröffnete, ich sei in den Wechseljahren, alles andere als erfreut gewesen sei. Wie sie denn diese Kehrtwendung verstehen solle. Ich erzählte ihr kurz von der bevorstehenden Tagung, welche ich doch nur glaubwürdig durchführen könne, wenn ich selbst in den Wechseljahren sei.

Endlose vier Tage mußte ich auf das Resultat warten. Ich konnte kaum mehr arbeiten. Felix forderte ich unentwegt auf, doch nochmals genau über meiner Oberlippe nachzukontrollieren, ob nicht doch wieder neue Engelshaare die frohe Botschaft verkünden. Ich schloß mit ihm eine Wette ab: Wenn ich nun doch in den Wechseljahren sei, dann dürfe er jeden Tag auf meinem Bauch den Kopfstand machen. Er konterte, falls ich aber nicht in den Wechseljahren sei, müsse ich auf seinem Bauch täglich einen Kopfstand balancieren.

Die langersehnte Stunde kam. Endlich. Die Stunde der Wahrheit. Ob ich mir wohl alles eingebildet hatte, die ganzen Überlegungen auf Vorstellungen und Phantasien beruhten? Grauenhaft!

Meine Ärztin lachte, als sie mich sah. Nun wußte ich Bescheid. Hurra, ich bin tatsächlich in den Wechseljahren. Ich umarmte sie. Bedankte mich.

Selig vor Glück fuhr ich durch die Straßen. Wieder standen die Müllsäcke zum Abholen bereit, aber diesmal waren sie fröhlich, ja geradezu übermütig vor Lebensfreude, einige waren umgepurzelt wie spielende, übermütige Kinder. Ich winkte ihnen zu, hallo Müll! Wie schön ist die Welt! An diesem Tag gab es auch keine unhöflichen, mißmutigen Autofahrer, der gräuliche See lag friedlich und ruhig. Auch wollte ich mein gutes Auto noch heute für einen nächsten Service anmelden.

Ich stürmte in unser viel zu großes, ungemütliches Haus, welches vor allem im Winter sibirische Temperaturen aufweist. Ich riß die Türe auf und brüllte durch den hallenden Gang: „Hurra, ich bin in den Wechseljahren!"

Jenny hörte mich als erste. Sie stürzte jubelnd die Treppe herunter, wir umarmten uns und tanzten im Kreis wie zwei Affen. Jenny rief unentwegt: „Die Mami ist in den Wechseljahren, die Mami ist in den Wechseljahren, die Mami ist in den Wechseljahren ..." Dann ließ sie mich los, rannte die Treppe hinauf, an Felix vorbei, der gerade auf dem Weg zur Küche war, um sich einen Kaffee zu brauen. Er stolzierte lässig, triumphierend, siegesbewußt auf mich zu: „Siehst du, ich hab's gewußt," umarmte mich, in der einen Hand die leere Kaffeetasse, in der andern, wie immer, eine Zigarette. Wie er das jeweils macht, dieses stürmische Gefummel, meist mit qualmendem Glimmstengel, ohne mir meinen Haarschopf in Brand zu setzen, ist mir ein Rätsel. Dann setzte er seinen Weg nach unten in die Küche fort, ich indessen sprang mit Riesenschritten die Treppen hinauf, zwei Tritte auf einmal, wie schon lange nicht mehr. Ich fühlte mich federleicht, von tonnenschwerer Last befreit. Laut rief ich vor mich hin: „Nie wieder lasse ich mich ins Bockshorn jagen, nie wieder verkrieche ich mich ängstlich hinter der Ofenbank, nie wieder vergesse ich mich, nie wieder, nie wieder ...." Im ersten Stock angelangt, konnte ich mein Tempo nicht mehr bremsen, ich stürmte weiter nach oben, die völlig verstaubte Treppe weiter hinauf, welche selten von uns benutzt und deshalb auch nie geputzt wird, wie eine Rakete, die eine riesige Staubwolke hinter sich läßt. Ich konnte nicht aufhören zu rufen: „nie wieder, nie wieder, nie wieder ...":

Nie wieder spiel' ich artig zugeteilte Rollen,
lass' mir soufflieren, was ich spreche, fühle, was ich sing',
nie wieder lass' ich mir hofieren, mich herumchauffieren,
lass' nicht mehr andere bestimmen, wer ich bin.

Nie wieder kette ich mein Lachen und mein Denken
an die Gewichte andrer Menschen an,
lass' mein Geschick nie mehr durch Fremde lenken,
vergess' dabei, daß ich es selber kann.

Ich bin kein hilflos ängstlich' Wesen,
das muskelstarken Schutz des Mannes braucht,
ich bin der Sturm, der endlich wagt zu beben,
ich bin das Feuer, welches lodert, zischt und raucht.

Breit' meine Schwingen in den Morgen
und fliege weit hinaus in diese Welt,
lass' mir nie wieder fremde Flügel borgen,
und pfeif' auf alle, denen's nicht gefällt.

Will ungehindert sprießen wie die Bäume,
hinauf bis in den Himmel, in das Licht,
hinunter in den Schoß der Wurzelräume,
und all dies fassen in mein Ich.

Weit ausgespannt zwischen den Wolken und der Erden,
will ich mich weiten, wachsen, werden!

Dany kam wütend aus ihrem Zimmer, ob ich denn nun ganz übergeschnappt sei. Ich hätte ihr mit meinem Geschrei die Hitparade vermasselt, die sie soeben aufnehmen wollte. Schließlich gäbe es noch Wichtigeres als diese blöden Wechseljahre.

Ja, du hast recht, Kind. Für dich ist die Hitparade tatsächlich wichtiger als meine Wechseljahre!

II. Teil

Tagungsbericht

Im nun folgenden Teil berichte ich über Tagungen und Kurse, welche ich zum Thema Wechseljahre durchgeführt habe. Ich versuche, meine Überlegungen, die ich den Tagungs- und Kursteilnehmerinnen darlege, hier aufzuzeichnen. Alles, was ich darüber aussage, beruht auf meiner eigenen Erfahrung. Ich erhebe also keineswegs Anspruch auf Allgemeingültigkeit, sondern möchte lediglich mit meiner Erlebnisweise andere Frauen anregen, eigene Erfahrungen mit sich selbst zu machen, um daraus ihre eigenen Schlüsse zu ziehen. Deshalb lege ich besondern Wert darauf, daß jede Teilnehmerin versucht, eigene Überlegungen in bezug auf ihre ganz persönliche Situation zu machen und nicht einfach etwas von mir zu übernehmen, was unter Umständen dann doch nicht zu ihr paßt. Zweifellos gibt es viele Probleme, die uns miteinander verbinden, und in der Art, wie wir versuchen, diese zu lösen, oder meinen, lösen zu können, zeigt sich eine gewisse Ähnlichkeit. Trotzdem müssen wir uns um eine ganz individuelle, eigene Stellungnahme bemühen. Wir können uns nicht alle das gleiche Kostüm überziehen, sonst wird womöglich dieses auch wieder an einigen Stellen zu eng.

Ich bitte also auch Dich, liebe Leserin, meine Überlegungen genau zu prüfen. Nimm nur diejenigen Gedanken von mir auf, die Dich in Deinem Wachstumsprozeß fördern und Dich anspornen, Dich zu entdecken, Dich weiterzuentwickeln und zu wachsen. Das andere, welches Du als störend erlebst, laß einfach an Dir vorbeiziehen wie eine unbedeutende, uninteressante Nummer eines Fastnachtsumzuges und laß Dich unter keinen Umständen durch mich in Deinem eigenen inneren Prozeß stören. Niemand auf der ganzen Welt ist berechtigt, etwas Gültiges über Dich und Deine innere Welt auszusagen, außer Du selbst. Du bist die einzige Instanz, die beurteilen kann, was für Dich richtig ist. Also laß Dich niemals durch andere irritieren, auch durch mich nicht, sondern vertraue ganz und gar auf Dich!

Es ist etwas unbeschreiblich Aufregendes und Wunderbares zugleich, sich auf die Socken zu machen, um sich zu entdecken, sich kennenzulernen. Verborgenes, das lange im Dunkeln lag, im Licht zu betrachten und dadurch eine neue Sichtweise zu erhalten. Zugedecktes, mit Unrat Überwuchertes freizulegen, Tiefgefrorenes wieder aufzutauen!

Zum Auftakt jeder Tagung stelle ich zunächst meine sieben Leitsätze vor, leuchte jeden einzelnen von verschiedenen Seiten her aus. Dabei achte ich sehr darauf, immer wieder von andern Seiten her ein Thema zu betrachten, Überlegungen anderer Frauen miteinzubeziehen, um mich selbst vor eingefahrenen Denkspuren zu schützen. Eine ausgetretene Denkspur birgt die Gefahr des Erstarrens, der Leblosigkeit und steht dem Entwicklungsprozeß des inneren Wachsens hemmend entgegen, der sich nur im bewegten Element des Lebens vollziehen kann.

Noch eine Bitte: Wie Du vielleicht schon bemerkt hast, neige ich in meinen Ausführungen dazu, eine Situation zu überzeichnen, zuweilen bis an den Rand einer Karikatur. Als Kind rügte mich meine Mutter und bezichtigte mich gelegentlich gar der Lüge, manchmal schmunzelnd der „blühenden Phantasie", später hielt man mir vor, ich übertreibe maßlos. Heute sage ich, und das ist für mich nun der alleingültige Maßstab, ich überzeichne, ich verdeutliche. Dadurch wird es mir oft erst richtig möglich, Abläufe, Verhaltensweisen, Situationen in allen Details zu erkennen und Zusammenhänge zu verstehen. Dies ist also für mich ein Hilfsmittel, klarer zu sehen und dadurch mein Leben zu gestalten, meine eigene Kraft in mir zu spüren, Vertrauen in mich zu setzen und auf mich zu bauen. Überzeichnete Gedanken und Wünsche können helfen, uns aus der trüben Dulder- und Märtyrerrolle herauszureißen, um zu spüren: Verdammt noch mal, ich muß eben selbst etwas tun, die Zügel für mein Leben in die Hand nehmen, nicht einfach abwarten, mit vorwurfsvoll-leidender Miene, daß doch die böse Welt einem zu Hilfe eilen müßte, denn schließlich hätte sie doch die Verantwortung über unser Leben.

Ich hoffe, wir verstehen uns da. Und sonst werde einfach wütend auf mich. Die Wut kann Dir vielleicht dabei helfen, Dich, Deine Kraft und Deine Energie zu spüren, um dadurch wieder in Kontakt mit Dir zu kommen.

1. Auftakt in die schöpferisch-geistige Lebensphase

Wo immer man hinblickt, das Älterwerden wird bekämpft. Wirtschaftlich zweifellos hoch interessant, werden doch die unterschiedlichsten Produkte für teures Geld den hoffenden Frauen angedreht. Kosmetikfirmen könnten wahrscheinlich ihre vergoldeten Tore schließen, wäre dieser Marktzweig nicht voll im Schwung. Es ist zwar ein mieses Geschäft, es ist das gewinnabwerfende Geschäft mit der Angst, mit der ja schließlich auch sämtliche Versicherungen für Eigentum und Leben abgeschlossen werden, aber ein mieses Geschäft hat noch nie jemand gestört, falls der Profit hoch genug ist. Möglicherweise sind die pfiffigen Werbemanager einst als kleine Zauberlehrlinge in kirchlich-institutionellen Filialen zur Schule gegangen und haben dort die hohe Kunst des Geschäftes mit der Angst gelernt: „Der Mensch, so wie er ist, ist nicht in Ordnung. Er ist schlecht, sündhaft und böse. Deshalb muß er gerettet werden! Du sollst nicht dies, du sollst nicht das, sondern du mußt dies und du mußt das – und wenn du dich nicht dran hältst, dann landest du im Fegefeuer und wirst in alle Ewigkeit in der Hölle schmoren."

Der kleine Zauberlehrling hat sich indessen dieses triviale Grundmuster hinter die Löffel geschrieben, und da in unserer heutigen Zeit das allerhöchste anzustrebende Ziel das Erklimmen möglichst steiler Kapitalberge ist, hat er das Paradigma einfach umgeschrieben, die Hauptrollen umbesetzt. Statt wie der Teufel händereibend die ächzenden Jammerseelen im glühenden Kupferkessel nachzuzählen, zählt er, zum stattlichen Geschäftsmann gemausert, seine Silberlinge.

Der Mensch, vor allem die Frau, ist, so wie sie ist, nicht in Ordnung. Man muß hier unbedingt korrigierend eingreifen! Der Verlauf des Alterungsprozesses muß aufgehalten, manipuliert werden. Die Abwicklung des menschlichen Lebenslaufes ist schlechthin eine Fehlkonstruktion. Man muß möglichst viel investieren, um da noch zu retten, was zu retten ist. Nun, Gott sei Dank sind wir in der glücklichen Lage, daß uns so unendlich viele Möglichkeiten, Methoden und Mittel rettend zu Hilfe eilen, die eine verheerende Katastrophe verhindern. Wir brauchen uns lediglich diesen Errettern anzuvertrauen, die Zeche willig begleichen, und wir entgehen einem schmachvollen Untergang in faltiger Haut, erlahmten Muskeln und schlaff-wabbeligem Bindegewebe.

Frauenzeitschriften, vorwiegend unter der Fuchtel vermeintlich frauenfreundlicher Redakteurinnen, lassen sich hier geduldig als Sprachrohr benützen und mißbrauchen. Wahrscheinlich still hoffend, als Ablaß täglich ein „Vaterunser" ohne „Ave Maria" öffentlich gezollt, erbringe in den fraglichen Jahren einen netten Zins auf dem Jugendsparbuch.

Verheißungsvoll locken neue Wunderjungbrunnen aus den Illustrierten vom Kiosk-Knusperhäuschen. Sei es nun auf chemischer, zellularer, mechanischer, chirurgischer oder sonstiger Ebene, alles nur erdenklich mögliche wird hier gnadenlos abgegrast. Zur Zeit blüht das Geschäft mit der Muskelmechanik in mannigfaltigster Fülle: Trimm-dich, Stretch-dich, Gym-dich, Jazz-dich, Air-dich, Build-dich und, was zwar bereits als veraltet etwas belächelt wird, Jogg-dich.

Diese Artikel – seit neustem nun auch Bücher von noch taufrischer, guterhaltener Frauenhand geschrieben – vermitteln den Eindruck, der Mensch, sorry, die Frau, bestünde aus nichts weiter als aus Fleisch, Knochen, Muskeln, Haut und Bindegewebe und der Lebenssinn ergäbe sich ausschließlich aus deren Wartung, Konservierung und Erhaltung von Leistung und Fassade. Einiges davon mutet wie ein Lehrgang für Occasionsautoverkäufer an, wie man am besten sich selbst und den Käufer betrügt, Jahrgang und gefahrene Kilometer herunterspielt, verdeckt oder gar manipuliert.

Die gesamte Aufmerksamkeit auf diesen Rindenbezirk zu richten, bedeutet, sich freiwillig auf die Stufe der Tierwelt zu stellen. Obwohl es ganz eindeutig ist, daß die körperlichen Fähigkeiten eines Menschen denjenigen der Tiere weit unterlegen sind. Dennoch steigen wir in diesen Konkurrenzkampf ein, versuchen körperliche Leistungen zu steigern. Jedoch, wir können exerzieren und trainieren, bis wir blau sind, ein Panther wird dennoch schneller laufen, ein Känguruh weiter springen, ein Affe geschickter klettern, ein Fisch besser schwimmen. Auch mit den bestdurchtrainierten Muskeln erreichen wir die körperliche Leistung eines Tieres nicht. Weshalb wollen wir denn ausgerechnet da, wo die Natur die Rollen klipp und klar verteilt hat, umorganisieren, umbesetzen!

Weshalb besinnen wir uns denn nicht auf das, was wir als menschliche Wesen, als einzige Art der Schöpfung besitzen: Seelenkraft, freie Willensgestaltung, Bewußtsein, Geist!

In der Verkennung dieser Möglichkeit besteht die eigentliche Tragödie des heutigen Menschen! Der Kampf gegen die Zeit, gegen die Vergänglichkeit muß ja letztlich in einer Sackgasse enden, was dann prompt als Depression diagnostiziert wird. Wir müssen begreifen lernen, daß die körperliche Ebene lediglich die alleräußerste Schicht des menschlichen Daseins darstellt, als Gefäß, Hülle, Verpackung, in welchem sich die Substanz des Menschseins befindet. Zweifellos ist es sinnvoll, diesem Behälter Sorge zu tragen, ihn zu pflegen, und wenn es uns Spaß macht, ihn auch zu schmücken. Aber wenn wir uns ausschließlich darauf konzentrieren, unsere gesamte Identität, unser Selbstwertgefühl daraus zu beziehen, wird es uns niemals gelingen, den in unserem Innern sich befindenden Reichtum auszuschöpfen, der schließlich unser Leben nährt.

Vielleicht bekommst Du nun den Eindruck, ich schenke diesem Fassadenbereich keinerlei Beachtung mehr. Dem ist nicht so. Ich möchte lediglich meinem Äußeren den Stellenwert beimessen, der ihm zusteht, der dem Träger meiner Seele und meines Geistes angemessen ist.

Es entspricht durchaus einer natürlichen Entwicklung, wenn sich der junge Mensch ganz stark vom Äußeren her orientiert und definiert und sich von außen, über Kleidung, Frisur, Gebärde usw. begreift, als sein Selbst. Wenn dies aber der Mensch der zweiten Lebenshälfte immer noch tut, dann haftet diesem Bemühen etwas Tragisches, Bedauernswertes an, als ob ein solcher Mensch sich partout weigere, die Gesetzmäßigkeit menschlichen Daseins zu akzeptieren. Das Leben ist, so wie sämtliche Formen dieser Erscheinungswelt, der Vergänglichkeit unterworfen. Dies ignorieren bedeutet, die gesamte Energie dafür einzusetzen, um gegen den kraftvollen Lebensfluß zu schwimmen, flußaufwärts, um immer auf dem gleichen Fleck zu strampeln, zu zappeln und dadurch zu verhindern, schwungvollen Strömen allumfassender Ordnung zu folgen.

In der ersten Lebenshälfte sollten wir unser Haus erbauen und uns um eine möglichst gefällige Fassade bemühen, dafür sorgen, daß das Dach wasser- und sturmdicht ist und die Fenster und Türen gut schließen. In der zweiten Lebenshälfte sollten wir uns um die Inneneinrichtung kümmern, damit das Haus behaglich wird, bewohnbar, mit möglichst vielen Lichtquellen. Auf eine Kurzformel gebracht, heißt dies, die erste Lebenshälfte dient der Entwicklung des Selbst, die zweite der Entfaltung des Ich.

Um eine begriffliche Verwirrung und daraus resultierende Mißverständnisse zu vermeiden, möchte ich die beiden Begriffe „Selbst" und „Ich" klären. Ich verwende diese Begriffe nicht im Sinne einer bestimmten psychologischen Definition, sondern überlasse mich den Lauten, die in diesen Begriffen enthalten sind und die den Sinn und die Bedeutung aus sich heraus entschlüsseln. Wenn Du also über psychologisches oder philosophisches Bildungswissen verfügst und Du bereits eine festgelegte Definition übernommen hast, wirst Du es etwas schwerer haben, Dich auf die Begegnung mit den Lauten einzulassen. Dennoch kommen wir nicht darum herum, angehäuftes Wissen wieder zu entlassen, um uns unmittelbar auf Erfahrungen einzulassen. Die Wahrheit liegt nicht im Kopf, sondern im Herzen. Am besten wirst Du das nun folgende verstehen können, wenn Du versuchst, von Deiner eigenen Erlebnisweise auszugehen: Suche Dir einen Ort, wo Du nicht gestört wirst und wo Du Dich wohl fühlst. Wähle eine Sitzposition, die es Dir ermöglicht, mit aufgerichteter, freischwingender Wirbelsäule zu sitzen. Lege den rechten Handrücken in die linke Handfläche auf Deinen Schoß. Schließe die Augen, falls das unangenehm ist, richte Deinen Blick leicht nach unten. Versuche zuerst, in Deinen Gedankenfluß etwas Ordnung hineinzubringen, indem Du zunächst einfach einmal zuschaust und beobachtest, was sich denn da für Gedanken und Vorstellungen in Dir bewegen. Bewerte sie nicht. Bewerte Dich auch nicht. Schau einfach hin. Wenn Du ihnen eine Weile zugeschaut hast, dann versuche, diejenigen, die sich um stets wiederkehrende Themen drehen, liebevoll zu nehmen, wickle sie in ein weiches Tuch ein und stelle sie in Dir in eine Ecke oder aus Dir heraus, wo sie Dich im Moment nicht stören, wie wenn Du in einem Zimmer aufräumen möchtest, um mehr Platz zu bekommen. Gibt es Gedanken, die sich nun einfach nicht wegräumen lassen, ärgere Dich nicht darüber, versuch es zu akzeptieren, genauso wie Du ein großes, schweres Möbelstück akzeptierst, welches Du beim Saubermachen nicht wegschieben kannst. Bemühe Dich einfach, Dich mit Deinen Gegebenheiten, die Dich im Moment umgeben, zu arrangieren. Dann nimm sorgfältig mit dem Wort „Selbst" Kontakt auf, spreche es stumm in Dir einige Male vor Dich hin und beobachte einfach, was dies mit Dir macht, was in Dir angesprochen wird, was sich dazu für Bilder einstellen, was Du für Gefühle in Dir erlebst und welche Körperempfindungen dabei wachgerufen werden. Wenn Du an dieser Art Auseinandersetzung Freude hast, kannst Du auf die selbe Weise jeden einzelnen Laut erarbeiten. Schreib anschließend Deine Erlebnisse und Deine Überlegungen auf.

Mit dem Wort „Ich" verfahre ebenso.

Folge zeitlich Deinem eigenen Rhythmus. Ob Du nun für einen kurzen Moment in diese Welt der Laute und der Worte hineinlauschen möchtest oder ob Du Dich zehn, zwanzig Minuten oder länger damit beschäftigen willst, ist unwichtig. Wichtig ist nur, daß Du für Dich entscheidest, wie Du es zeitlich gestalten möchtest. Falls Du überhaupt keine Lust hast, diese Übung durchzuführen, laß es einfach bleiben.

Da wir nun Deine Ergebnisse nicht miteinander besprechen können, was ich außerordentlich bedaure, ist es doch für mich jedesmal wie ein kostbares Geschenk, wenn mir andere Frauen über ihre Erfahrungen erzählen, so will ich nun versuchen, Dir aus den Erlebnissen anderer sowie meiner eigenen zu berichten. Vergleiche sie mit Deinen eigenen, nimm anders Gelagertes als Anregung, als weitere Möglichkeit, niemals als alleingültige Form. Bitte, werte Dein eigenes Erleben nicht ab, es gibt in dieser Arbeit nicht ein ,,Richtig" und ein ,,Falsch", wir stehen an unterschiedlichen Standorten auf unserem Lebensweg, und was hier für die eine förderlich ist, ist dort für eine andere hinderlich. Lerne vor allem Vertrauen in Dich und in Deinen innern Entwicklungsprozeß zu gewinnen!

Das Wort ,,Selbst" besteht aus fünf Konsonanten und einem einzigen Vokal. Dieser Vokal, ,,E", der sich horizontal in die Ebene, in die Welt, in die Weite hinaus bewegen, fortstreben will, wird in dieser Fortbewegung gezügelt, wie ein vorwärtsstrebendes Pferd, welches, vor den Wagen gespannt, zurückgehalten wird. Der Beginn des Wortes mit dem ,,S", das die Energie von Wagenlenker und Pferd vor dem Wettlauf sammelt, in sich zusammenballt, drängend, den erlösenden Startschuß ungeduldig abwartend, den gewaltigen Druck durch den Kanal des ,,E" ausströmen zu lassen, sich für die Zeit eines schnell vorbeieilenden Augenblicks im ,,E" zu erleichtern, dann aber unbarmherzig durch das ,,L" zurückgeangelt wird, dann durch das ,,B" und als allerletzte, absolut konsequente Verdeutlichung durch das ,,ST" zurückgehalten wird, ja, zurückgeworfen auf den Ausgangspunkt. Wie etwas, was mit großem Anlauf wegstreben wollte und dann doch, kaum im ersten Schwung der Bewegung zurückgeholt, zurückgezwungen wird.

Demgegenüber steht die Dynamik des Wortes ,,Ich". Hier beginnt das Wort mit der gewaltigen Kraftquelle des I-Lautes, welches sich wie eine gezielte, senkrecht startende Energie durch die Wirbelsäule hinaufschiebt, Wirbel für Wirbel aufrichtet, durchdringt, schließlich in das Haupt einströmt, wo es wie ein Lichtstrahl die dunklen Gänge und Windungen des Gehirns aufhellt, die Begrenzung der Schädeldecke bezwingt und überwindet, sich nicht hindern läßt weiterzudringen, über die körperliche Grenze hinaus, hinauf, dem Himmel entgegen, hell, lichthaft, strahlend, das ,,CH" hinter sich herziehend wie eine Rakete beim Start den milchigen Dunstschweif. So ist das Ich als etwas zu verstehen, was materielle Grenzen sprengt, kometenhaft dem Licht entgegen.

Wenn Du nun Deine eigene Erfahrung mit der geschilderten vergleichst, und Du keine Übereinstimmung feststellst, dann ärgere Dich nicht und bewerte Deine Erlebnisse nicht als minderwertig. Sie sind es keineswegs. Es sind Deine Erfahrungen ganz persönlicher Art, nimm sie ernst, schaue sie an. Auch wenn Du grundsätzlich andere Erlebnisse hattest, so werden wir mit großer Wahrscheinlichkeit in einem Punkt übereinstimmen, was die Bewegung oder die Dynamik des Wortes betrifft: Das Wort „Selbst", welches zwar wegstrebt, aber durch seine Eigendrehung wieder bei sich selbst landet, und dem Wort „Ich", welches aus sich heraus, aus der Begrenzung hinaussteigt.

In einem Bild gesprochen, sieht das etwa so aus: Die Entwicklung des Selbst, welches ich in der Phase der ersten Lebenshälfte ansiedle, beinhaltet die Ausgestaltung und Formung der Persönlichkeit mit all den individuellen Wünschen und Bedürfnissen. Es geht hier also um den ganz persönlichen Schrebergarten, um das persönliche Blumenbeet, um die Pflanzen und das Gemüse im eigenen Garten. Es geht darum, sich jenes Gemüse anzupflanzen, welches man gerne ißt, die Blumen zu züchten, an denen man besondere Freude hat und dafür zu sorgen, daß uns nicht ein rücksichtsloser Nachbar ein Haus vor die Nase setzt, welches unserm Garten die Sonnenstrahlen raubt, darum, aufmerksam darüber zu wachen, daß uns nicht ein Unbefugter die schönsten Salatköpfe stiehlt, und vor allem, daß nicht Passanten und Spaziergänger ihren Unrat, ihren Müll in unsern Garten werfen und unseren Pflanzen das Wachstum verunmöglichen. Das heißt also, wir müssen uns für unsere ganz persönlichen Belange einsetzen und unsere Bedürfnisse ernst nehmen. Das Ich hingegen kennt diese Eingrenzung im Persönlichen nicht. Es schwingt sich aus der Bezogenheit auf die eigene Person des Schrebergartens in den großen Park des menschlichen Daseins. Das Ich wächst über die individuellen Bedürfnisse hinaus, es kümmert sich nicht ausschließlich um das Gedeihen des eigenen Gartens, sondern ist in der Lage, darüber hinaus zu blicken, größere Zusammenhänge der menschlichen Existenz zu begreifen und sich in den Dienst des Gedeihens des großen Weltgartens zu stellen. Das Ich richtet sich stets nach Geistigem und nicht nach dem materiellen Prinzip und wird sich demnach mit geistig gerichteten Strömungen verbinden, deren Kernstück die Frage um das Ganzwerden, um das Heilwerden des Menschen bildet.

Diese Ich-Entfaltung ist also einmal eine Bewegung, die direkt in das Innerste des Menschen zielt, zugleich aber ist sie eine Bewegung, die weit über die Grenzen des Persönlichen hinausgeht. Einerseits ist es ein ganz entscheidender Schritt in die Verantwortung jedes einzelnen, eine klare Abgrenzung selbstischer Verflochtenheiten, also auch eine Entscheidung zu einem Getrenntsein, das in wunderbarer Weise vollumfänglich in dem Satz ausgedrückt ist: ICH BIN ALLEIN. Ich bin all-ein. Ich bin eins in allem. Auf der einen Ebene bin ich also unbegleitet, auf der andern hingegen bin ich aufgehoben im Allumfassenden. So ist die Hinwendung zum Ich ein Hinaustreten aus der eigenen Begrenzung, zugleich aber eine Vertiefung in das Innerste, in welchem wir in Verbindung zu allen Wesen stehen.

Vielleicht entsteht daraus der Eindruck, diese Phasen der Entwicklung verliefen schön eine nach der andern: In der ersten Lebenshälfte die Entwicklung des Selbst, in der zweiten die Entfaltung des Ich. Das ist natürlich nicht so. Die Entwicklung des menschlichen Bewußtseins unterliegt einer großen planmäßigen symmetrischen Kraft, die sich sowohl in zeitlicher Verschiebung als auch gleichzeitig verwirklichen kann. Das heißt also, die zeitliche Gebundenheit der Entwicklung des Selbst an die erste und die Entfaltung des Ich an die zweite Lebenshälfte ist keineswegs zwingend. Eines aber halte ich für absolut unumgänglich: Wenn sich der Mensch in der zweiten Lebenshälfte noch immer ausschließlich an seinem Schrebergarten festklammert und die Aufforderung, darüber hinauszuwachsen, nicht wahrnimmt, dann verpaßt er in tragischer Weise, was Leben eigentlich heißt.

In psychologisch-orientierten Kreisen wirst Du wahrscheinlich eher mit Menschen in Kontakt kommen, die sich besonders um die Entwicklung des Selbst kümmern und um die Verwirklichung ihrer Wünsche und die Befriedigung ihrer Bedürfnisse kämpfen. In religiösen, esoterischen und geistig ausgerichteten Gruppierungen ist es umgekehrt. Dort wird die selbstische, egoorientierte Ebene eher belächelt, als etwas Minderes bewertet, denn dort steht als höchstes Ziel die Entfaltung des Ich. Mich befällt sowohl in den einen als auch in den andern Kreisen ein ungutes Gefühl. Es geht nämlich nicht darum, sich für eines von den beiden zu entscheiden. Beide gehören gleichermaßen zusammen. Das eine ist ohne das andere nicht möglich. Es ist ausgeschlossen, sein Ich zur vollen Entfaltung zu bringen, wenn der Boden, auf dem es stehen sollte, ein verkümmertes, verhungertes Selbst ist. Menschen, denen diese Grundlage fehlt, die sich aber dennoch in die Höhen des Ich aufschwingen, haftet oft etwas Abgehobenes, Unlebendiges an. Sie lassen sich die schönsten Blumen aus ihrem Garten stehlen und lächeln dabei wohlwollend, verpacken ihre Empörung in eine Ideologie, welche negative Gefühle wie Wut, Haß, Eifersucht verbietet und aus der wahrzunehmenden Gefühlsskala ausklammert. Erst wenn wir durch unsere eigenen Tiefen gewatet sind, in unsern Keller hinunter, wo wir all das vermeintlich Böse, Schmutzige, Schlechte verbannt haben und hindurchgegangen sind, wird es uns möglich werden, in die Helligkeit, in das Licht hinauf zu gelangen. Das Selbst ist wie eine Blume: Erst wenn sie voll erblüht und entfaltet ist, strömt der wunderbare, feine, unsichtbare Geist des Duftes aus ihr.

Nun möchte ich noch über einen sehr wichtigen, aber schwierigen Punkt sprechen, der vielen Frauen, vor allem wenn sie Mütter sind, zu schaffen macht. Als Mutter gehört es ja gewissermaßen zu unserer Rolle, uns um die Bedürfnisse unserer Kinder zu kümmern, für sie zu sorgen. Diese Rolle haftet oft gar so fest an uns, daß sie sich anfühlt wie eine zweite Haut, die wir nicht abstreifen können, und sich beinahe unsere gesamte Energie darin erschöpft, uns um andere zu bemühen. Wir kennen die Wünsche jedes einzelnen Familienmitgliedes genauestens, einschließlich derer des Ehegatten, wir kennen die besonderen Vorlieben, die Lieblingsgerichte, die Lieblingsbeschäftigung. Wir bemühen uns, daß jeder auf seine Rechnung kommt, sorgen für Ruhe, wenn wir wissen, daß der Gatte es besonders schätzt, in Ruhe seine Zeitung genießen zu können. Wir schneiden aus der Illustrierten das Bild der Lieblingsmusikgruppe unseres Halbwüchsigen, legen es ihm aufs Kissen, damit er sich erfreut, wenn er ins Bett geht. Wir fahren extra in die Stadt, um frischen Spargel einzukaufen, weil wir wissen, wie gerne unser Jüngstes frischen Spargel ißt. Wir rennen hin, wir rennen her, wir kochen, stricken ihnen ihre Lieblingssocken in ihrer Lieblingsfarbe, kurz, wir sind den ganzen Tag damit beschäftigt, andern ihre Bedürfnisse und Wünsche zu erfüllen, und vergessen dabei uns selbst. Falls Du daran zweifelst, so bitte ich Dich zu überlegen, wie oft Du die Lieblingsgerichte für Deine Familie kochst und wie oft Du Dein eigenes Lieblingsgericht zubereitest. Wie ernst nimmst Du Deine eigenen Wünsche, etwas Schönes für Dich zu tun, und wie wichtig nimmst Du die Wünsche anderer.

Ich höre oft an unseren Tagungen, wenn Frauen zu realisieren beginnen, wie sie sich in den Hintergrund gestellt hatten, sich vernachlässigten, sich und ihren Bedürfnissen kaum Achtung schenkten: „Ich wäre so gerne einmal in die Sauna gegangen", „ich hätte für mein Leben gern Klavierspielen gelernt", ich hätte so gern, ich hätte so gern . . . ., aber die Familie kam zuerst.

Falls Du mehr darüber erfahren möchtest, versuche während eines ganzen Tages stets zur vollen Stunde, für den Bruchteil einer Sekunde Dich an Dich selbst zu erinnern. Weiter nichts. Am Abend zähle nach, wie oft Du Dich an Dich selbst erinnert hast, oder ob Du vielleicht den ganzen Tag damit verbracht hast, Dich an die Belange Deiner Familie zu erinnern und dabei Dich selbst vergessen hast. Diese Übung hat mir sehr geholfen, jedenfalls brachte sie mir eine Wahrheit unbarmherzig ans Licht: Ich hatte mich beinahe vergessen.

Hanni, eine 56jährige Bernerin, hat das ganze Leben geschuftet, zuerst auf dem elterlichen Bauernhof, dann, nach der Heirat, mit Putzen als Schulhausabwartin dazuverdient, dazwischen fünf Kinder geboren und aufgezogen, das meiste selbst genäht oder gestrickt. Den ganzen Tag und auch in der Nacht hat sie sich um die Familie gesorgt, hatte keine Zeit, an sich zu denken, geschweige denn eigene Bedürfnisse zu haben. Sie wurde von einer Nachbarin auf eine unserer Tagungen mitgebracht. Nach ihrer ersten Tagung schrieb sie mir: „Stell Dir vor, ich hab mich, seit ich auf der Welt bin, einfach vergessen. Immer habe ich an andere gedacht. Nun beginne ich zu begreifen, daß auch ich jemand bin und daß auch ich ein Recht darauf habe, an mich zu denken, manchmal allerdings noch mit einem schlechten Gewissen." Nach ihrer zweiten Tagung schrieb sie mir nochmals: „Ich habe mir, freilich erst nach langem Zögern und Abwägen, eine Fußmassage machen lassen. Diese Füße einfach massieren lassen, die jahrzehntelang für andere hin und her sprangen! Es war so wohltuend. Ich hatte nicht einmal ein schlechtes Gewissen dabei. Nächste Woche gehe ich wieder hin!"

Für Jaqueline, 49, verheiratet, in begütertem Schweizer Mittelstand, ein Sohn, sieht die Entwicklung ganz anders aus. Sie hatte sich bis jetzt beinahe ausschließlich um ihr Äußeres gekümmert, mit beachtlichem finanziellem und zeitlichem Aufwand. Sie war recht verzweifelt, als sie an einer Tagung teilnahm, und erhoffte sich ein geeignetes Rezept, gegen das Älterwerden anzukämpfen. Während den Gruppengesprächen weinte sie oft, sie konnte sich einfach nicht mit der Vergänglichkeit ihres so sorgfältig gepflegten Körpers abfinden. Am Schluß der Tagung meinte sie, irgenwie sei ihr ein Licht aufgegangen, sie könne es zwar noch nicht in Worte fassen. Nach zwei Wochen schrieb sie mir einen langen Brief. Unter anderem schrieb sie: „Bis jetzt habe ich mich immer nur von außen gesehen. Nun beginne ich, mich allmählich von innen her zu betrachten. Es ist da ziemlich unbewohnt, beinahe kalt und leblos, aber seit einigen Tagen sind ein paar Sonnenstrahlen eingedrungen, und das gibt mir Mut."

Die Situationen sind sehr unterschiedlich. Es ist unmöglich, etwas herauszuarbeiten, was für alle zutrifft. Deshalb ist es derart wichtig, daß jede Frau zunächst einmal versucht, ihren derzeitigen Standort zu ermitteln. In Gesprächen mit andern fällt einem dies oft sehr viel leichter. Man erkennt vielleicht beim

Zuhören plötzlich sich selbst, blickt wie in einen Spiegel hinein, manchmal gar in einen Zerrspiegel und begreift, was als nächstes zu tun ist. Selbst wenn die eigene Situation von derjenigen der andern völlig abweicht, kann sie sich dadurch entscheidend verdeutlichen. Dazu braucht es auch keineswegs organisierte Zusammentreffen oder Tagungen. Dies ist nur eine von vielen Möglichkeiten. Es gibt so viele Frauen auf der Welt, die sich mit diesem Thema auseinanderzusetzen versuchen, meist jede für sich allein. Man muß einfach mit offenen Augen durch die Welt gehen, sehen, hören. Und mit andern Frauen darüber sprechen!

Immer wieder werde ich mit Befürchtungen konfrontiert, derartige Bemühungen bringen letztlich doch nichts, wenn die gesellschaftlichen Normen und Werte zum Älterwerden der Frau weiterhin negativ seien. Da ich aber nicht warten will, bis sich die Gesellschaft verändert hat, mir das entschieden zu lange dauert, mache ich das, was mir möglich ist. Zuerst muß ich einmal überprüfen, was ich selbst Abwertendes, Herabminderndes älteren Frauen gegenüber in mir trage. Sätze wie: „Die ist auch nicht mehr die Jüngste!", „die sollte sich schämen, in ihrem Alter!", „die Alte des Chefs", „diesem Verein trete ich nicht bei, da hat es nur alte Weiber" usw., zeigen die eigenen Wertvorstellungen auf. Darin liegt sehr viel Kränkendes, Verletzendes. Wir schlagen uns auf die Seite derer, die das Älterwerden abwerten, belächeln, festigen diese Norm, zementieren sie und geben sie weiter.

Wir können jedoch nicht etwas von andern fordern, was wir selbst nicht tun. Wir müssen zuerst diesen Kreislauf bewußt durchbrechen, indem wir lernen, liebevoll, wertschätzend miteinander umzugehen. Wir Frauen untereinander, gleich welchen Alters wir sind.

Ich bin mir durchaus im klaren, daß dies nicht immer einfach ist, weder im beruflichen noch im ehelichen Alltag. Im Gegenteil. Wenn die jüngere Kollegin vom Chef bevorzugter behandelt wird, weil sie jünger ist, dann tut das sehr weh, man fühlt sich abgewertet, abgeschoben. Noch schlimmer, wenn sich der Ehemann einer Jüngeren zuwendet und uns zu verstehen gibt, daß unser Jahrgang ausgedient hat. Nun, wir werden weder

Ehemann noch Chef verändern können. Sie werden sich selbst irgendwann mit dem Thema Älterwerden auseinandersetzen müssen. Aber wir können an uns selbst arbeiten, uns gegenseitig mit Würde und Achtung behandeln und unter keinen Umständen die Herabwürdigung, die einem angeboten wird, annehmen.

Vielleicht wirst Du nun wütend auf mich, denkst: ,,Die hat vom Leben keine Ahnung" oder ,,die weiß gar nicht, was das heißt, abgeschoben und gedemütigt zu werden." Nun, ich kann Dir versichern, ich bin in meinem Leben durch einige Höllen hindurchgeschritten. Ich habe selbst jahrelang gehadert, gefordert, die Welt, die Gesellschaft, mein Mann müsse sich verändern, damit es mir wieder besser ginge. Gott sei Dank hat sich nichts um mich herum geändert. Und so mußte ich diese Aufforderung entgegennehmen und beginnen, mich zu verändern, die Verantwortung für mein Geschick selbst zu übernehmen.

Die menschliche Seele ist wie ein ungeschliffener Edelstein. Die Aufgaben und Auseinandersetzungen, die sich einem oft quer ins Leben stellen, zwingen uns, das Matte, Trübe, Ungeschliffene an der oft unerbittlichen Härte der Lebensbewältigung zu schleifen, bis sich ein strahlender Edelstein als Krönung enthüllt.

2. Die geistige Mutterschaft

Das wohl deutlichste Zeichen der körperlichen Veränderung wird durch das Ausbleiben der Menstruation gesetzt. Für viele Frauen ist dieses Erlebnis verbunden mit Trauer, mit Abschiednehmen vom Kindergebären, mit dem schmerzvollen Hinweis auf das Älterwerden, auf die Vergänglichkeit des Lebens.

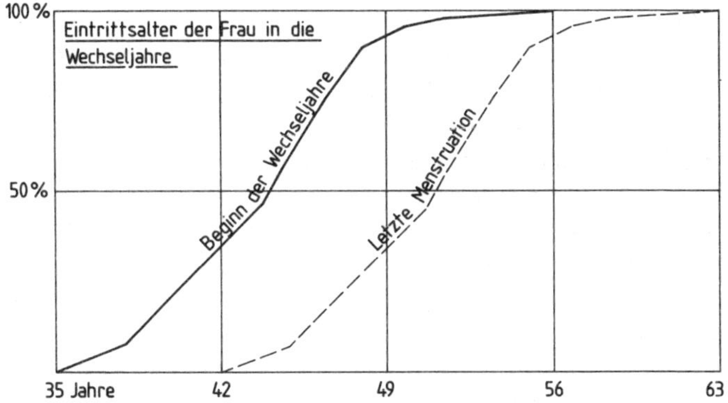

Bereits sieben Jahre vor dem Ausbleiben der Menstruation beginnt sich der Körper allmählich umzustellen. Das heißt, bevor wir realisieren, daß wir in die Wechseljahre gekommen sind, befinden wir uns mittendrin. Man rechnet die sieben Jahre vor der letzten Menstruation und die sieben Jahre danach zu den eigentlichen Wechseljahren, also insgesamt 14 Jahre. Wir wissen in den meisten Fällen erst nach dem Ausbleiben der Menstruation, daß wir in den Wechseljahren sind. So war ich z. B. bereits mit 35 Jahren in dieser Zeit, ohne die geringste Ahnung davon gehabt zu haben. In obenstehender Tabelle, welche ich nach einer niederländischen Studie über das Eintrittsalter der Frau in die Wechseljahre aufgezeichnet habe, wird deutlich, daß etwa bei 50% aller Frauen die Wechseljahre mit 44 Jahren beginnen, d.h. die letzte Menstruation wäre demzufolge mit 51 Jahren. Auch hier sind die Unterschiede sehr groß und verteilen sich auf die Breite von zwei Jahrzehnten.

Über die Ursachen, die für den Zeitpunkt des Eintretens in die Wechseljahre verantwortlich sind, ist nichts bekannt. Eine erfahrene betagte Apothekerin wies mich darauf hin, daß dies eine familiäre Veranlagungssache sei. Ich habe es dann in meiner Familie nachgeprüft und dabei erfahren, daß alle Frauen unserer Familie sehr früh in die Wechseljahre gekommen sind. Ob dies nun ein Zufall ist, weiß ich nicht. Überprüfe es am besten selbst, falls Du mehr darüber erfahren möchtest.

Eine interessante Erklärung darüber las ich kürzlich in einer Illustrierten, als ich beim Friseur saß und meine Ungeduld über die ewigdauernde Hennafärbprozedur mit mir durchzubrechen drohte. In solchen Momenten kann ich mich nur noch mit den allerdümmsten Klatschgeschichten über Wasser halten. Und so las ich also, daß eine neue Untersuchung – leider wurden keine weiteren Angaben gemacht – über das Eintrittsalter der Frau ergeben hätte, daß berufstätige Frauen, die sich vorwiegend mit ihrer beruflichen Karriere befassen, um einige Jahre früher in die Wechseljahre kämen als ihre Geschlechtsgenossinnen, die sich um Haushalt und Kinder kümmerten. Daraus folgte der logische Schluß, daß Frauen nicht berufstätig sein sollten, um das Schreckgespenst Wechseljahre noch etwas hinausschieben zu können; also möglichst keine Flausen im Kopf bezüglich beruflichen Fortkommens, sonst würde sich die Natur rächen. Ja, was soll man denn zu so einem Unsinn noch sagen!

Nun komme ich auf einen sehr schwierigen Bereich zu sprechen, der mir wahrscheinlich von einigen Frauen übelgenommen wird. Dennoch komme ich nicht darum herum.

Die körperliche Mutterschaft ist unbestritten etwas sehr Schönes. Dennoch bezweifle ich, ob dies unsere wichtigste Aufgabe ist. Gut, man kann argumentieren, daß sich die Menschheit schließlich fortpflanzen muß. Das ist sicher richtig. Aber ich denke, oft wird das Mutterwerden hochstilisiert und glorifiziert. Dabei ist dies doch eigentlich eine Angelegenheit, die völlig ohne unser Dazutun geschieht, abläuft, sich vollzieht, lediglich beim Zeugungsakt haben wir ein kleines Einverständnis beizutragen (und auch das nicht immer).

Ich möchte die Mutterschaft keineswegs entwerten oder herabmindern, sondern lediglich die Selbstverständlichkeit, mit welcher wir unsere gesamten Lebensziele auf dieses Amt hin ausrichten, hinterfragen.

Ich kann mich noch genau an jenes Gefühl erinnern, als ich etwa 24 Jahre alt war. Ich spürte in mir eine derart heftige Energie, die sich irgendwo verwirklichen wollte, aber ich wußte nicht in welcher Form. Und ich kann mich noch in aller Deutlichkeit an meine Überlegungen erinnern. So dachte ich nämlich, wenn ich der Bewegung dieser Energie folge, dann bewegt sie sich in mir eindeutig nach oben, in die Vertikale. Zugleich spürte ich aber auch, daß es etwas sehr Anstrengendes wäre, dieser Bewegung zu folgen, und daß es irgendwie etwas mit geistiger Entfaltung und Gestaltung zu tun hätte. Damals fehlten mir die passenden Worte, ich konnte lediglich den Vorgang in meinem Körperempfinden wahrnehmen. Da diese drängende Energie jedoch irgendwie aus mir heraus mußte, so dachte ich, wird sie sich wohl, statt nach oben, in die horizontale Ebene entladen, und so wurde ich irgendwann schwanger.

Mit Beginn der Schwangerschaft wich dieser Druck von mir. Ich übergab mich ganz diesem kreatürlichen Vorgang des Brütens, des Wartens. Meine ganze Aufmerksamkeit richtete sich auf das Werdende in meinem Leib, wie wenn ich mich in einem weiten Wurzelnetz im Erdinnern einnistete, in empfangendbewahrender Bereitschaft, alles in mir geschehen zu lassen.

Der Vorgang der Geburt war ein gewaltiges Erlebnis, eine Sturmflut, die über mich herzog, mich aufwühlte, sich über mir zusammenballte und meinem Körper ein liebliches Kind entwand. Ein Naturereignis. Meine bewußte Mitgestaltung war völlig unwichtig, das Kind wuchs in mir ohne mein Dazutun, es kam zur Welt, ohne daß es besonderer Fähigkeiten von mir bedurft hätte. Jede Frau, wenn sie die körperlichen Voraussetzungen erfüllt, ist in der Lage, ein Kind zu empfangen, auszutragen und zu gebären. Dazu braucht es keinerlei Begabung, Intelligenz, Geschick oder Talent. Allein der weibliche Körper als Instrument genügt. Das müssen wir also nicht als besonderes Verdienst unserer Befähigung veranschlagen. Ein Blick in die Natur müßte uns da bescheidener werden lassen. Kann das nicht jede Kuh, jede Katze auch? Einige Tiere sind uns da, was Produktivität anbelangt, weit überlegen.

Nach der Geburt kam ich aus dem Staunen nicht mehr heraus, es war mir unerklärlich, wie dieses vollkommene Wesen aus meinem Leib hervorgegangen sein sollte. Ich staunte mindestens ein volles Jahr. Ich tat nichts anderes mehr, als mich zu wundern. Nachdem ich mich allmählich an dieses Wunder gewöhnt hatte, überfiel mich die altbekannte Energie, die irgendwo hinaus wollte, aufs neue. Ich dachte, ich hätte sie nun mit der Geburt meines Kindes ein für allemal aus meinem Leben verbannt. Aber da war sie wieder. Unübersehbar. Ich wurde also zum zweiten Mal schwanger. Nach der zweiten Geburt erholte ich mich zeitlich schneller von dem Wunder, ich hatte ja bereits etwas Übung darin. Etwa nach einem halben Jahr stellte sich die alte, drängende Energie wieder ein, die irgendwo ungeduldig einen Ausweg suchte. Es wurde mir nun auch klar, daß ich nicht ein Kind nach dem andern auf die Welt setzen konnte, nur um dieser nach Verwirklichung strebenden Kraft Genüge zu tun.

Ich begann also zunächst einfach zu beobachten, was sich denn da in mir bewegt und aus mir heraus will. Inzwischen denke ich, daß dies eine ganz natürliche Regung sei und den tiefen Wunsch nach innerem Wachstum ausdrückt. Da wir jedoch bereits als kleine Mädchen zielsicher auf die künftige Rolle als Mutter hingewiesen werden, daraus sich auch Lebenssinn und Aufgabe ableitet, ist es wohl verständlich, wenn Frauen den Drang nach innerem Wachsen und Werden als das für sie Nächstliegende interpretieren, als Wunsch nach einem Kind.

Ich habe immer wieder in der Arbeit mit Frauen erlebt, wie sich dieser Wunsch in den äußerlich absolut unpassendsten Situationen zeigte, d. h. er wurde in dieser Weise gedeutet. Beim genauen Hinsehen jedoch entschlüsselte sich daraus etwas anderes, nämlich das Drängen, innerlich zu wachsen und sich weiterzuentwickeln.

So sind oft Kinder eine Verlagerung der eigenen Entwicklung. Spätestens aber, wenn die Kinder groß und erwachsen sind, ausziehen, ihr Leben selbst gestalten, werden wir auf diese Aufgabe zurückgeworfen. Manchmal recht unsanft und mit größten Schwierigkeiten verbunden, die Kinder freizugeben, loszulassen für ihr eigenes Leben.

Von diesem Gesichtspunkt aus halte ich diese Lektion, die uns das Leben erteilt, als sehr förderlich. Sie zwingt uns, die Orientierung und Ausrichtung unserer Aufmerksamkeit auf die Entwicklung unserer Kinder wegzunehmen und auf die eigene zu lenken.

Die körperliche Mutterschaft ist ein vorübergehendes Amt. Es reicht nicht aus, sich ein ganzes Leben lang mit dieser Aufgabe zu beschäftigen.

Das durchschnittliche Alter der heutigen Frau bewegt sich zwischen 74 und 78 Jahren, umfaßt also etwa 11 Zyklen zu je 7 Jahren. Wie aus folgendem Schema hervorgeht, sind es lediglich 3 volle 7-Jahreszyklen, in welchen wir mit absoluter Sicherheit die Amtszeit körperlicher Mutterschaft übernehmen können. Wenn ich den Zeitabschnitt vom 14. bis zum 21. Jahr noch nicht dazuzähle, dann deshalb, weil wohl in unserem Kulturbereich eine Schwangerschaft in dieser Lebensphase von den betroffenen Frauen in den meisten Fällen als sehr belastend erlebt wird. Nach Beendigung des sechsten Zyklus wird die Möglichkeit, schwanger zu werden, immer geringer, und es ist nicht mehr mit einer Selbstverständlichkeit damit zu rechnen wie in den drei Zyklen davor.

Spätestens beim Betrachten dieses Schemas wird uns bewußt, wie unsinnig es ist, sein ganzes Leben, seine Identität auf eine vorübergehende Lebensphase auszurichten, die auf den bescheidenen Zeitraum von drei Zyklen begrenzt ist.

Die Amtszeit der körperlichen Mutterschaft war Übungsfeld, in welchem wir anschaulich auf der materiellen Ebene vorgeführt bekommen, was sich in der zweiten Lebenshälfte im Amt der geistigen Mutterschaft vollziehen sollte. Also eine Art Probelauf, denn alles Sichtbare ist ja nur ein Gleichnis.

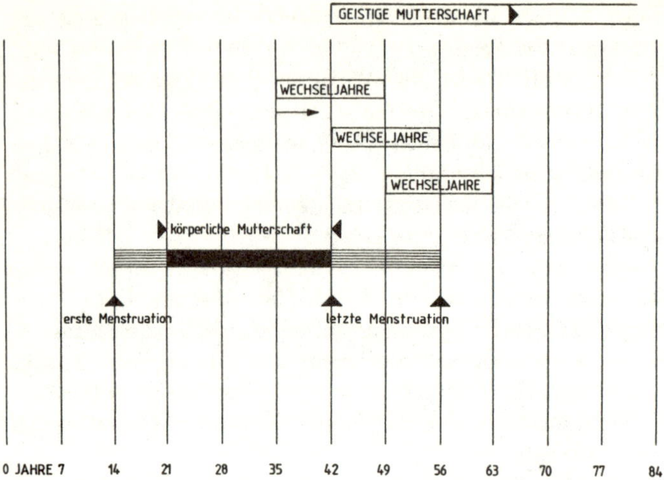

Wenn wir nun versuchen, die Aufgaben der körperlichen Mutterschaft auf die Ebene der geistigen Mutterschaft zu übertragen, dann zeigen sich uns verschiedenste Bereiche. Da ist einmal zu beobachten, daß sich Frauen in der zweiten Lebenshälfte zunehmend Tätigkeiten in sozialen Institutionen und Bereichen widmen. Wir müssen uns lediglich Veranstaltungen, bei denen der Erlös irgendwelchen sozialen Projekten und Hilfsorganisationen zukommt, etwas genauer ansehen, sei dies nun auf lokal-kommunaler, nationaler oder internationaler Ebene. Initiatorinnen sind zumeist Frauen in der zweiten Lebenshälfte. Frauen in dieser Altersphase wenden sich vermehrt derartigen Aufgaben zu, übernehmen die Schirmherrschaft oder das Patronat über eine soziale Einrichtung.

Hier setzt sich etwas von der Energie der geistigen Mutterschaft um und zeigt sich in dieser Form.

Ebenso zeigt sich etwas von der Umsetzung der Energie in die geistige Mutterschaft im politischen Tätigwerden der Frau in der zweiten Lebenshälfte, bedauerlicherweise in weit geringerem Ausmaß. Die Einseitigkeit männlicher Denkmuster hat uns zielsicher in Sackgassen hineinmanövriert. Männer neigen ja bekanntlich dazu, Krisen erst dann einzugestehen, wenn es bereits zu spät ist. Dies demonstriert das Verhalten der Politiker augenscheinlich, wenn es um Fragen der Umwelt geht. Zweifellos haben es Männer nicht leicht, in sich Qualitäten zu integrieren, welche dem weiblichen Prinzip zugeordnet sind. Der Mann findet in unserer Gesellschaft in erster Linie durch Eigenschaften wie Leistungsstreben, Härte und unbeugsamen Durchsetzungswillen Anerkennung. Und so stehen wir gehörig in den roten Zahlen, systematisch hineingewirtschaftet unter der Flagge männlichen Denkens. Militärisches Aufrüsten, Raketenstationierung, Atomkraftwerke usw. entspringen männlichen Denkmustern, welche sich grundsätzlich nicht nach dem lebenbewahrenden Prinzip richten.

Kürzlich fuhr ich per Eisenbahn durch das schweizerische Mittelland. Dösend, leicht schläfrig blickte ich in die vorbeieilende Landschaft. Plötzlich wurde ich aus meiner Halbwachheit herausgerissen: Mitten in der lieblichen Landschaft stand starr, übergroß, gigantisch der Größenwahn männlicher Forschung, ein riesiger Phallus, der sich kräfteprotzend gegen den Himmel aufbäumte, „ich bin der Größte, ich bin der Schönste", und mit seinem Dauerejakulat die Sonne verfinsterte, umstehende Häuser und Menschen, Tiere und Pflanzen einnebelte. In mir schrie es, was ist das für ein Wahnsinn, was für ein männlicher Wahnsinn, dieses Atomkraftwerk! Indessen sich mein Reisenachbar zufrieden seine Pfeife prall vollstopfte, beglückt lächelnd an ihr saugte und zog, während die andere Hand liebevoll genüßlich die Pfeifenkuppe umschloß.

Um das Steuer noch rechtzeitig herumreißen zu können, benötigen wir vor allem Menschen in politisch führenden Positionen, die in sich sowohl das weibliche als auch das männliche Prinzip verwirklichen, die in der Lage sind, mit gezielter und bestimmter Beharrlichkeit ihre Denk- und Handlungskraft einzusetzen und sich gleichzeitig dem lebenbewahrenden, lebengewährenden Prinzip, also dem weiblichen, verbunden und verpflichtet fühlen. Frauen in der zweiten Lebenshälfte bringen diese Qualität in hohem Maße mit und sind deshalb für derart anspruchsvolle und verantwortungsreiche Aufgaben besonders geeignet. Um nun aber das Gebiet der geistigen Mutterschaft vollumfänglich zu verstehen, müssen wir noch etwas anderes ins Auge fassen. Die geistige Mutterschaft reicht selbstverständlich weit über die soziale, kulturelle und politische Betätigung hinaus. Sie umfaßt nicht nur jene Bereiche, welche außerhalb von einem liegen, sondern gleichermaßen den innersten Bezirk des menschlichen Daseins.

Geistige Mutterschaft ist gebunden, genauso wie ja die körperliche Mutterschaft, an den Akt der Geburt. Die körperliche Geburt ist eine recht übersichtliche Angelegenheit. Sie vollzieht sich einfach, ohne unser Dazutun, es ist ein biologischer Ablauf, der geschieht. Wir sind körperlich geboren worden und sind in der Lage, ebenfalls körperlich zu gebären. Die geistige Geburt hingegen geschieht nicht einfach von selbst, sondern sie muß erarbeitet werden, jede für sich, in sich, sie ist der Eintritt in die Bewußtwerdung. Erst durch die geistige Geburt vollzieht sich die eigentliche Menschwerdung an uns, denn wir sind ja nicht nur Körper, sondern der Mensch ist geeint durch Körper, Seele und Geist. Von diesem Gesichtspunkt aus betrachtet, heißt geistige Mutterschaft auch, mir selbst Mutter sein, mich in meine eigene Fürsorge miteinzubeziehen, gut und liebevoll für mich zu sorgen und mich nicht stets in den Hintergrund zu stellen und zu vergessen.

Die Amtsträgerschaft der geistigen Mutterschaft ist gegenüber der körperlichen unvergleichlich anspruchsvoller. Sie vollzieht sich also nicht einfach nach dem Ablauf biologischer Gesetzmäßigkeit. Wir können uns nicht einfach als Instrumente zur Verfügung stellen und an uns den Vollzug körperlicher Fortpflanzung geschehen lassen, sondern wir treten aus dem passiven Status heraus in den gestaltenden Willensbereich des Bewußtseins. Es ist ein Tätigwerden, ein Ringen um die Erlangung eines anhaltenden, dauernden Bewußtseins.

Die körperliche Veränderung während der Wechseljahre verdeutlicht dies anschaulich. Während der Phase der körperlichen Mutterschaft sind wir ganz und gar den Gezeiten des Mondrhythmus unterworfen. Die Menstruation geschieht einfach an uns, sie vollzieht sich in unserem Körper in souveräner Art, bemächtigt sich unser, ordnet unsere persönlichen Belange diesem zwingenden Geschehnis unter.

Durch das Ausbleiben der Menstruation sind wir aus der Abhängigkeit des Mondrhythmus befreit. Es gibt diesen zwingenden und unser Leben einteilenden Rhythmus nicht mehr. Wir werden frei, wir werden aus der Gebundenheit entlassen, um uns den neuen Räumen, die es zu gestalten und zu durchdringen gibt, vollumfänglich widmen zu können. Damit treten wir aus der passiven, naturbestimmten Haltung heraus in diejenige der aktiven Selbstbestimmung; dadurch erhalten wir unweigerlich eine höchst verantwortungsvolle Position. Aus der Amtsträgerschaft der körperlichen Mutterschaft, die uns vor allem in biologischer Hinsicht herausfordert, wechseln wir in die Amtsträgerschaft der geistigen Mutterschaft, die nicht einfach nach einem vorgegebenen Programm abläuft, sondern die einzig und allein aus uns heraus gestaltet und geformt werden muß. Wenn nun dieser Aufbruch schöpferischer Energie nicht verstanden wird, wenn wir weiterhin danach trachten, in alten Mustern zu leben, dann heißt dies, daß wir unsere Energie dafür verwenden, weiterhin in verschiedensten Verflechtungen und Verkettungen zu verharren. Dieses Anhaften und Festklammern aber ist mit sehr viel Leiden verbunden, wie jede Weigerung, sich der Gesetzmäßigkeit des Lebens zu übergeben.

Geistige Mutterschaft beinhaltet all das, was auf der körperlichen Ebene Mutterschaft bedeutet. Das heißt also, anstelle der Leibesfrucht Gedanken, Ideen zeugen, austragen, gebären, bewahren, gewähren, umsorgen, fürsorgen, daß sich das neu Gestaltete entfalte und entwickle. Sie ist ein bewußter, geistiger Zeugungsakt, durch welchen neue Gedanken und Ideen geboren werden. Die Welt des Gedanklichen beinhaltet eine ungeheuerliche Kraft, es ist die allererste schöpferische Instanz, welche wirkliches Leben hervorzubringen vermag. Nichts gibt es, was nicht zuerst in Gedanken existierte. Bereits Buddha lehrte: „Vom Denken gehn die Dinge aus, sind denkgeboren, denkgefügt ...“

3. Die körperlichen Veränderungen als Gleichnis

Nun möchte ich Dich nicht mit langatmigen Ausführungen über Hormone und deren Funktionen langweilen, sondern lediglich auf das mir wichtig Erscheinende eingehen. Der menschliche Körper produziert verschiedene Hormone von unterschiedlicher Bedeutung. Im Zusammenhang mit den Wechseljahren interessieren uns vor allem die Geschlechtshormone, nämlich das weibliche Östrogen und das männliche Testosteron. Die Geschlechtshormone bestimmen die Geschlechtsmerkmale. Zugleich produzieren wir aber auch kleinere Mengen des gegengeschlechtlichen Hormons. Mit Beginn der Wechseljahre, also sieben Jahre vor der letzten Menstruation, beginnt sich das Verhältnis der Hormone zu verändern. Während die Produktion der Östrogene auffallend zurückgeht, verringert sich diejenige des männlichen Hormons Testosteron nur wenig. Dadurch erfolgt eine Verschiebung aus der Verhaftung im Weiblich-Mondenhaften durch die Ergänzung im Männlich-Sonnenhaften. Wir verlieren also nicht einfach etwas, nein, wir gewinnen etwas dazu. Durch den relativ höheren Anteil männlicher Hormone steigt gleichermaßen Aggressionsneigung und Angriffslust; wir werden mutiger, unerschrockener, durchsetzungsfähiger und können vermehrt jene Fähigkeiten entfalten, die bis dahin ein Mauerblümchendasein fristeten.

Hier zeigt sich deutlich durch die Veränderung des Hormonhaushaltes eine Umstrukturierung, die uns in einen neuen Aufgabenkreis hineinführt, um dort die erwachten Fähigkeiten und Qualitäten voll einzusetzen.

Jahrelang wurde den Frauen eingeredet, durch die Einnahme von Östrogen lasse sich der Alterungsprozeß aufhalten. Aus Amerika rollte die hoffnungsvolle Verjüngungspille, flankiert von Robert Wilsons frauenfeindlichen Argumenten: ,,Die Umwandlung einer tüchtigen, sympathischen Frau in wenigen Jahren in eine dümmliche, aber scharfzüngige Karikatur ihrer selbst, ist eines der traurigsten menschlichen Schauspiele. In einem Irrgarten von Sehnsüchten und Einbildungen verlieren sie Kontakt mit der Wirklichkeit, daraus besteht die Wechseljahrneurose.“ Jene Frauen, die dem verhängnisvollen Irrlicht folgten, sich ewige Jugend per Pille zu sichern, sind inzwischen genauso gealtert wie ihre Geschlechtsgenossinnen, die auf dem Boden der Realität blieben.

Durch die Einnahme von Östrogen lassen sich lediglich drei Anzeichen der Wechseljahre beeinflussen: Hitzewallungen, Veränderung der Scheidenschleimhaut und Verringerung der Knochensubstanz (Osteoporose). Alles andere wird in keiner Art und Weise verändert, allenfalls können Stimmungsschwankungen, Reizbarkeit, Schlafstörungen usw. indirekt davon beeinflußt werden. Leider werden oft sämtliche Beschwerden, die in der Lebensmitte auftauchen, den Wechseljahren angehängt. Ist es denn nicht selbstverständlich, wenn nach zwei Wochen eines vierwöchigen Ferienaufenthaltes an einem schönen Meeresstrand Gedanken an das Ende dieser Zeit auftauchen und wir dadurch etwas nachdenklicher und besinnlicher werden?

Sämtliche Veränderungen haben einen tiefen Sinn, die, wenn wir sie begreifen und verstehen, wichtige Wegweiser sind, in welche Richtung sich unsere Entwicklung fortsetzen sollte. Unsere körperlichen Leistungen und Fähigkeiten werden nach der Lebensmitte nicht mehr an erster Stelle stehen, die Stabilität des äußeren Rahmens, des Knochengerüstes verlagert sich nach innen, in eine geistige Stärke. Es ist also eine völlig natürliche Entwicklung, wenn die Elastizität der Knochen allmählich zurückgeht. Nun werden wir aber ständig mit irgendwelchen Schauermärchen über Osteoporose in Atem gehalten. Selbst neuesten Publikationen haftet oft eine negative Bewertung an. Unter dem wohlklingenden Titel: „Wechseljahre – kein Grund, Angst zu haben“, wird der arglosen Leserin Angst eingeträufelt. Ich zitiere wörtlich:

„Heute empfiehlt man Frauen im Klimakterium immer häufiger, Östrogen und Progesteron einzunehmen, um die Osteoporose (Verringerung der

Knochensubstanz) zu verhüten. Die Osteoporose ist eine viel größere und realere Gefahr als die persönlichkeits- und kulturabhängigen psychischen Probleme. Der beschleunigte Knochenabbau nach der Menopause führt ein bis zwei Jahrzehnte später zu den bekannten Brüchen von Schenkelhals und Wirbeln und oft genug zur Invalidität und zur Aufnahme ins Chronischkrankenheim."

Derartige Artikel mögen zweifellos die Pharma-Industriellen beruhigen: sie sichern den Umsatz. Für Frauen jedoch bewirken sie das Gegenteil. Die Zukunft im östrogenarmen Lebensabschnitt ist nicht sehr ermunternd, selbst wenn der Knochenabbau nicht bis zur totalen Invalidität und zur Aufnahme ins Chronischkrankenheim führt.

Zweifellos kann es zu einer beschleunigten Knochenentkalkung kommen, die nichts mit dem natürlichen Verlauf des Älterwerdens zu tun hat und deshalb der Behandlung bedarf. Dies muß selbstverständlich ärztlich abgeklärt werden, vielleicht ist es auch ratsam, noch einen zweiten Arzt zuzuziehen. Wenn wir über unsern Körper soviel Verantwortung übernehmen wie wir dies andern Dingen zukommen lassen, z. B. unserm Auto, so werden wir unter keinen Umständen uns auf die Meinung eines einzelnen abstützen und wie brave, unmündige Kinder alles schlucken, was man uns vorschreibt. Stimmt etwas mit unserm Auto nicht mehr und unser Mechaniker teilt uns mit, das Auto sei schrottreif, werden wir mit Sicherheit mindestens einen zweiten oder sogar einen dritten befragen, was die dazu meinen! Es kann also durchaus medizinische Gründe geben, welche die Einnahme von Östrogen rechtfertigen. Die Entscheidung können wir indessen nicht einem Arzt überlassen. Wir können nicht andere über uns entscheiden lassen. Wir allein haben die Verantwortung über uns und niemand sonst auf der Welt. Wir können diesen Schritt freiwillig vollziehen, oder unsere Lebensumstände verlangen ihn irgendwann zwingend von uns. Vielleicht ist es uns geglückt, einen Ehemann für diese Rolle zu verpflichten, ihn für unsere körperliche Befindlichkeit oder sogar für unser Schicksal verantwortlich zu machen. Irgendwann in unserm Leben, und sei es auch in späten Jahren, müssen wir in absolut alleiniger Verantwortung zu uns stehen.

Pia, 65, hatte mit 22 Jahren ihre große Jugendliebe geheiratet. Sie war ein hochbegabtes Mädchen, man prophezeite ihr eine erfolgreiche Laufbahn als Pianistin. Die Karriere ihres Mannes, selbst Künstler, verlangte es, daß sie ihr Musikstudium abbrach, mit ihm überallhin reiste, ihm ganz und gar zur Verfügung stand und sich seiner Lebensgestaltung unterordnete. Sie fügte sich ihm gern, sie paßte sich bereitwillig in seine Vorstellungen ein, denn schließlich liebte sie ihn. Als Gegenleistung übernahm er sämtliche Entscheidungen für sie, er übernahm die Verantwortung über ihr Leben, er war zuständig für ihr Glück. Umsorgt und wohlbehütet, zuweilen gar verwöhnt, vergaß sie ihre eigenen Fähigkeiten und ihre Begabung als Pianistin. Phasenweise Niedergeschlagenheit ließ in ihr zwar immer wieder die Frage nach der eigenen Tätigkeit wach werden, was kurzfristig auch dazu führte, Klavierunterricht zu erteilen, was sich dann aber doch als unbefriedigend für sie herausstellte. Mit 58 Jahren erkrankte sie an Krebs. Sie war zutiefst erschüttert und verzweifelt. Trotzdem begann sie, sich mit ihrem Leben ernsthaft auseinanderzusetzen. In einer ersten Phase lehnte sie sich gegen ihren Mann auf, er sei an allem schuld, er habe sie derart unterdrückt, sie dazu bewogen, ihr Talent aufzugeben und sich zu vergessen. Eine zweite Phase der Auseinandersetzung war gekennzeichnet von der Frage der eigenen Verantwortlichkeit, weshalb es überhaupt zu diesem Arrangement gekommen war, was sie selbst dazu beigetragen habe. Vor einigen Wochen sagte sie zu mir:

„Ich will jetzt endlich erwachsen werden. Bis jetzt lebte ich wie ein unmündiges Kind. Ich habe nie Verantwortung für mich, für mein Leben übernommen. Ich habe alles meinem Mann übergeben. Selbst über meine Krebsoperation ließ ich meinen Mann zusammen mit dem Arzt Entscheidungen treffen. Es war sehr bequem, sehr angenehm, sich um nichts kümmern zu müssen, mich ganz in den Schutz und die Obhut meines Mannes zu begeben. Gut, der Preis war hoch. Ich mußte mich aufgeben. Aber jetzt will ich erwachsen werden!“ Die Zeit harter Auseinandersetzung dauerte einige Jahre, und Pia war beinahe am Ende ihrer Kräfte. Sie meinte damals: „Dies alles hätte ich als junge Frau bearbeiten müssen. Ich habe es stets vor mir hergeschoben. Nun komme ich nicht mehr darum herum." Ich begleitete Pia durch dieses dunkle Tunell, und mir wurde dabei immer wieder bewußt: Die Bewältigung unserer Lebensaufgabe können wir nicht umgehen. Sie läßt sich freilich aufschieben, manchmal gar jahrzehntelang, um dann aber unerbittlich den Tribut an die menschliche Existenz vollumfänglich zu fordern.

Wir können es uns nicht leisten, in derart wichtigen Belangen die Tarnkappe des Nichtwissens überzuziehen! Wir kommen um die Frage des Lebenssinnes nicht herum, auch wenn wir uns bemühen, uns damit nicht zu befassen, irgendwelche Medikamente einnehmen, um möglichst alles, was uns damit in Kontakt bringen könnte, zu übergehen.

Mit dem Älterwerden wird die Haut schlaffer, das Fettgewebe unter der Haut wird abgebaut. Muskeln bilden sich zurück, die äußerste Schicht der Leibeshülle wird faltiger. Ich habe mich immer wieder gefragt, was dieses äußere Erscheinungsbild der faltigen Haut wohl für eine Bedeutung hat. Durch die Beschäftigung damit geriet ich zu dem Wort „faltig" und zwangsläufig zu dem Wort „Falter". Der Falter, dieses wundersame Tierwesen, welches seine weitschwingenden, hauchzarten Flügel auf engstem Raum zusammenfalten kann, ohne daß dabei etwas von der Fähigkeit, sich umfassend auszuspannen, verloren ginge, symbolisiert den Zustand und die unterschiedlichen Situationen der menschlichen Seele. Im zusammengefalteten Zustand, eingebunden in einer festen Form, zeigt sie das Verhältnis der Begrenzung im Körperhaus. Nach der Befreiung aus der Einengung materieller Erscheinungsformen entfaltet sie sich zu diesem durchschimmernden Zauber. Will uns etwa das Faltigerwerden der Haut an diese Zusammenhänge erinnern?

Unser Körper lehrt uns noch mehr. Er braucht mit zunehmendem Alter weniger Schlaf und noch etwas, was Dich vielleicht zunächst nicht sehr erfreuen wird, er braucht nämlich auch weniger Nahrung. Sicher hast Du das auch schon gehört oder gar selbst erfahren, daß Frauen in den Wechseljahren zunehmen. Frauen klagen darüber, daß sie seit Beginn der Wechseljahre nicht mehr soviel essen können, ohne gleich zuzunehmen. Ich korrigiere diese Formulierung stets, sie ist falsch. Es heißt nicht, in den Wechseljahren kann ich nicht mehr soviel essen, ohne zuzunehmen, sondern, in den Wechseljahren benötige ich weniger Nahrung, ohne dabei abzunehmen. Das ist von meinem Verständnis her ein ganz großer Unterschied. Dein Körper braucht weniger Aufwand an Unterhalt und Wartung. Diese eingesparte Energie wird frei, und Du kannst sie in neu zu Erschließendes fließen lassen. Wenn wir nun von Nahrung sprechen, dann meinen wir üblicherweise die körperliche Nahrung und vergessen dabei völlig, daß es sowohl eine seelische als auch eine geistige Nahrung gibt. Körper, Seele und Geist verlangen gleichermaßen nach Nahrung. Da wir jedoch diese zu nährenden Bereiche nicht als solche zur Kenntnis nehmen, bleiben sie entsprechend unbeachtet und ungenährt. Signale, welche entweder seelischen oder geistigen Hunger bedeuten, werden konsequent als körperliches Verlangen nach Nahrungsaufnahme entschlüsselt. Dieser verhängnisvolle Irrtum führt dazu, daß wir noch soviel Essen in uns hineinstopfen können, unsere Seele und unser Geist bleiben indessen ungenährt.

Die seelische oder, etwas salopper ausgedrückt, die emotionale Nahrung verfügt über Nahrungsmittel verschiedener Art. Da besteht einmal die Möglichkeit, sich aus zwischenmenschlichen Beziehungen zu nähren, sich an Liebesquellen satt zu trinken. Ebenso kann der Genuß eines Kunstwerkes wie Musik, Malerei, Dichtung usw. die hungernde Seele nähren oder einfach ein Spaziergang im Wald. Es gibt hier die unterschiedlichsten Dinge, welche die seelischen Bedürfnisse stillen und die Seele vor dem Austrocknen bewahren.

Die geistige Nahrung ist um einiges schwieriger zu beschaffen. In unserer Zeit bleibt der Mensch weitgehend geistig unterernährt. Woher sollte er denn überhaupt noch geistig genährt werden! Die weltlichen Ziele sind samt und sonders materieller Art und für geistige Bereiche unbrauchbar. Wir sind umringt von einer Welt, die lediglich das Sichtbare, Meßbare, als einzige Wirklichkeit anerkennt. Das heißt, wir können uns nicht auf etwas beziehen, was außerhalb von uns ist, um geistig genährt zu werden. Selbst religiöse Institutionen verfolgen diese in einigen Fällen geradezu grotesken weltlichen Vorstellungen. So bleibt der heutige Mensch in dieser wichtigsten Angelegenheit sich selbst überlassen, und er gerät in die schwierige Lage, seine geistige Nahrung aus sich selbst zu beziehen. Deshalb müssen wir alles daran setzen und uns ernsthaft darum bemühen, den Kontakt mit unserem Innersten herzustellen, um daraus Reife und Wachstum eines dauernden Bewußtseins zu erlangen. Wir müssen wieder jene Quelle in uns finden, die uns mit dem Allumfassenden verbindet, um daraus unser täglich Brot zu erhalten.

Sollten wir also in den Wechseljahren zunehmen, so müssen wir uns die Frage stellen, ob wir uns zuwenig geistige Nahrung zukommen lassen. Zudem lohnt es sich, auch noch andere Zusammenhänge zu bedenken. Das körperliche Gewicht kann durchaus als eine Kompensation verstanden werden, wenn wir uns selbst zuwenig Gewicht beimessen, uns nicht wichtig nehmen. Der Körper beansprucht mehr Raum, um die innere Anspruchslosigkeit auszugleichen. Das äußere Erscheinungsbild weist uns auch noch auf etwas anderes hin. Wenn wir uns mit einer Fettschicht abpolstern, benötigen wir diesen Panzer, um Kränkungen und Verletzungen weniger deutlich zu spüren. Wir wissen nicht, wie wir uns dagegen wehren können und schützen uns auf diese Weise. Den Vorgang des Essens genauer zu betrachten ist ebenso lohnenswert, enthält auch er gar manchen aufschlußreichen Hinweis. Nahrungsaufnahme hat vordergründig mit folgenden Bereichen zu tun: Nahrung in sich aufnehmen (sich einverleiben), zerkleinern der Nahrung mittels Kauen, herunterschlucken und des Verdauungsprozesses. Diesen rein körperlichen Vorgang Aufnehmen-Kauen-Schlucken-Verdauen auf die seelische Ebene übertragen ergibt ein Schauspiel innerer Abläufe, die für sich sprechen. Auf dem Schauplatz Körper wird die seelische Situation zur Darstellung gebracht: Zuviel in sich aufnehmen, sei dies in Form von Verpflichtungen, Verantwortung für andere, Befriedigung der Bedürfnisse anderer, sich die Lebensproblematik und Schwierigkeiten anderer einverleiben. Der Akt des Kauens ist ebenso aufschlußreich: Zum Kauen werden die Zähne benötigt, mit den Zähnen wird in die Nahrung hineingebissen, eine recht angriffige Angelegenheit, ja, geradezu ein aggressiver Vorgang. Auf diese Weise können wir in legitimer Form die Zähne fletschen. Frauen dürfen nicht wütend sein! Wut zu zeigen, Wut auszudrücken, steht einer Frau nicht zu. Eine wütende Frau ist entweder eine Witzfigur oder sonst etwas nicht Ernstzunehmendes. Ein Versuch mit der Wut klarzukommen: Wir „fressen" den Ärger einfach in uns hinein. Zuviel schlucken heißt eben zuviel schlucken. Ebenfalls zuviel verdauen müssen. Mit derartigen Qualitäten ausgestattet sind wir natürlich für unsere Umgebung pflegeleicht: Wir sind stets hilfsbereit, übernehmen pflichtbewußt und bereitwillig Probleme anderer, setzen ihre Bedürfnisse vor unsere eigenen, sind friedliebend und fressen den Ärger lieber in uns hinein, als uns gegen andere zu stellen, wehren uns nicht, sondern schlucken gar manches Unverdaubare und bemühen uns auch noch, es möglichst ohne großes Aufheben zu verdauen. Vielleicht haben wir es auch ganz einfach satt, mit unserm Körper als Zielscheibe sexuell-männlicher Stimulation herhalten zu müssen und umgeben uns deshalb mit einer Schutzhülle. Wie auch immer, es lohnt sich, diese Vorgänge genau zu beobachten. Daß hier die Anwendung einer Diät nichts zu suchen hat, ist wohl überflüssig zu betonen. Sich nach einem Diätplan zu richten, bedeutet, sich ganz nach außen zu orientieren und dabei sich selbst vergessen. Wir müssen jedoch zuerst zu unserm Selbst gelangen, in unsere ganz persönlichen Belange, um den Wechsel zum Ich vollziehen zu können. In den Wechseljahren können wir uns nicht mehr um diese Problematik herummogeln, falls wir es erfolgreich bis dahin tun konnten, sondern müssen uns gezielt damit auseinandersetzen.

Verschiedene körperliche Funktionen verringern sich also allmählich im Laufe der zweiten Lebenshälfte, unsere Sinneswahrnehmungen wie Hören, Sehen, was uns mit einer ungeheuerlichen Kraft mit der Außenwelt verkettet, bilden sich zurück. Ebenso die körperlichen Aktivitäten, welche langsamer werden und sich ebenfalls zunehmend reduzieren. Zugleich benötigt der älterwerdende Mensch weniger Schlaf, er verbringt also immer mehr Zeit im Wachzustand. Er hat vermehrt Zeit nachzudenken, mehr Zeit, sich um die geistige Reife zu kümmern.

Die äußere Veränderung in einen Bezug zur inneren zu setzen, bedeutet, einer der wichtigsten Wahrheiten zu begegnen, dem Prinzip der Entsprechung: Wie oben, so unten – wie unten, so oben. Es ist kein Zufall, wenn das Altern mit diesen Bildern illustriert wird, damit wir unter keinen Umständen an der Erkenntnis der dahinterliegenden Bedeutung vorbeikommen.

4. Die Ergänzung durch das Prinzip des Männlich-Sonnenhaften

Während der Phase der körperlichen Mutterschaft sind wir in den Rhythmus des Mondzyklus eingebunden, ja, wir befinden uns sogar in einer gewissen Art von Abhängigkeit. Die Menstruation geschieht einfach an uns, sie vollzieht sich durch uns, auch wenn uns das in bestimmten Situationen gar nicht paßt. Wir sind diesem Mondrhythmus unterworfen, ob wir wollen oder nicht.

Der Mond ist ein weibliches Symbol. In der deutschen Sprache ist das Wort allerdings, im Gegensatz zu den meisten andern Sprachen, männlichen Geschlechts. Da die Sprache bis in die Wurzeln der menschlichen Existenz hinunterreicht und aus den tiefsten Empfindungen ihre Bedeutung schöpft, ist dies durchaus als Zeichen zu verstehen, wie sehr wir von mythologischem Wissen abgeschnitten sind. Der frühere Mensch hatte einen ganz direkten Zugang dazu und lernte durch die Bilder der Mythen die verschiedenen Kräfte kennen, die in der Welt und im Menschen wirken.

Versuchen wir zunächst einfach, uns ganz behutsam an die mythologische Aussage des Mondes heranzutasten. Das Auffallendste daran ist einmal seine Unaufdringlichkeit, etwa im Vergleich zur Sonne. Der Mond ist niemals aufdringlich, zudringlich, aufdrängend, zwingend oder durchsetzend. Eine milde Anwesenheit geht von ihm aus, anspruchslos und dennoch umfassend in seinem Wesen. Fehlt er am nächtlichen Firmament, so wird sein Schein vermißt, ist er da, so waltet er in seiner Bescheidenheit gewährend, bewahrend, Freud und Leid des Menschen wie in einer weiten Schale umfassend.

Goethe beschreibt diese Qualität des Mondenhaften in seinem Lied „An den Mond“ wie kein anderer, wenn er damit beginnt:

Füllest wieder Busch und Tal
Still mit Nebelglanz,
Lösest endlich auch einmal
Meine Seele ganz;

Breitest über mein Gefild
Lindernd deinen Blick,
Wie des Freundes Auge mild
Über mein Geschick.

Mich erinnern die Situation und die Verhältnisse des Mondes am Himmel an diejenige der Mutter in der Familie. Sie ist meist genauso anspruchslos und hält sich mit ihren Bedürfnissen im Hintergrund, wie der Mond. Falls sie aber einmal abwesend ist, meist durch zwingende Gründe, wie z.B. Krankheit, dann klafft dort eine unerträgliche Lücke, und sie fehlt sowohl für die inneren als auch für die äußeren Belange. Ich bin mir durchaus im klaren, daß ich hier gründlich mißverstanden werden kann, weil ich nun den Eindruck vermittle, als ob es notgedrungen zu unserer Aufgabe als Frau gehöre, in einer derartigen Anspruchslosigkeit zu leben, und man sich da einfach der Natur fügen müsse.

Wie in allen entscheidenden Lebensfragen geht es um das Erhalten eines möglichst umfassenden Bildes. Wir können niemals etwas über die wahren Zusammenhänge erfahren, wenn wir uns damit begnügen, nur eine einzige Seite zu betrachten. Da wir aber als Menschen nur in der Lage sind, einen einzigen Blickwinkel in einem Gegenwartsmoment wahrzunehmen, sind wir diesbezüglich etwas eingeschränkt. Wir können nicht ein Haus zugleich von verschiedenen Seiten her betrachten, sondern immer nur eine Ansicht, bestenfalls zwei. Bei einfachen materiellen Dingen haben wir uns daran gewöhnt, daß ein Haus ohne weiteres an einer Fassade drei Fenster aufweist, an einer anderen sieben und an einer weiteren gar keines und daß es sogar keine vierte sichtbare Fassade hat, da es dort an ein anderes Haus angebaut ist. Wir würden nie behaupten, daß diejenige Fassade, die wir gerade in Augenschein nehmen, die einzig richtige ist, sondern lassen es selbstverständlich zu, daß ein anderer Betrachter aus anderen Perspektiven anderes sieht.

Und falls wir jemals daran zweifeln, können wir es jederzeit leicht überprüfen.

In gedanklichen Vorgängen, in Vorstellungen, Ansichten über etwas Bestimmtes wie Zusammenhänge oder Lebenswahrheiten wird es schon schwieriger. Es kostet mehr Mühe, um ein Gedankengebilde herumzugehen, es von allen Seiten her zu betrachten und sich stets daran zu erinnern, daß der momentane Blickwinkel einer von vielen ist und niemals nur der alleingültige. Wenn man sich dann für eine bestimmte Ansicht entschließt, im Wissen darum, daß man sich nun für diese eine entschieden hat, dann ist es eine andere Sache, als wenn man die Überzeugung vertritt, es gäbe tatsächlich nur eine einzige Blickrichtung.

Obwohl uns die Vorgänge in der Natur diese Verhältnisse vorführen, täglich, stündlich, zeigen wir uns eigentlich zu wenig beeindruckt, um davon zu lernen. Die Tatsache, daß wir entweder ein- oder ausatmen, beides seine Notwendigkeit und deshalb Berechtigung hat, könnte uns lehren, wie zwei gegensätzliche Vorgänge zusammengehören. Wir erwarten nicht, eine Entscheidung für oder gegen das Einatmen treffen zu müssen, nur weil wir nicht in der Lage sind, beides gleichzeitig zu tun.

Der Vorgang von Tag und Nacht lehrt uns genauso. Wir erinnern uns in der Dunkelheit der Nacht, daß es zugleich ein Tageslicht gibt, das nur jetzt in diesem bestimmten Moment, an diesem geographischen Ort für uns nicht wahrnehmbar ist.

Um einer derart umfassenden Problematik wie sie etwa in der Frage nach der Bestimmung des Weiblichen auftaucht, gerecht zu werden, kommen wir nicht darum herum, den ganzen Komplex von möglichst vielen Seiten her auszuleuchten und uns dabei stets bewußt zu sein, daß man sich im Augenblick gerade nur mit einer einzigen Möglichkeit beschäftigt.

Von bestimmten Gruppierungen der Frauenbewegung wird das Schwergewicht ganz stark auf die Behauptung gelegt, weibliches Verhalten sei zum größten Teil anerzogen. Diese Blickrichtung konzentriert den Scheinwerfer ausschließlich auf den Bereich des Angelernten, des Anerzogenen und bringt einiges ans Licht. So lernen wir von unseren Müttern, wie man sich als Frau alles gefallen läßt, keine eigenen Bedürfnisse hat und kaum Raum für sich beansprucht. Wir lernen von unseren Müttern und auch von den Vätern, daß wir nie fähig sein werden, unser Leben allein zu meistern, daß wir stets jemanden brauchen, der für uns sorgt und für uns bestimmt. Ein kleines Mädchen, welches auf dem Spielplatz einen Kletterturm besteigen möchte, dabei beim Erklimmen der untersten Stufe hinfällt, wird schnell durch die mütterliche oder väterliche Unterstützung daran gehindert, es nochmals zu versuchen und wird direkt ans Ziel hochgehoben. So lernt es bald, daß es immer fremder Hilfe bedarf, weil es allein dazu nicht fähig ist. Einem kleinen Jungen, der beim Überwinden eines Hindernisses hinfällt, wird diese Hilfe kaum zuteil, sondern er wird dazu ermuntert, es nochmals zu versuchen. Dies sind zweifellos Unterschiede, die prägend wirken, die einen guten Boden für spätere Unterdrückung und Anpassung der Frau bilden.

Wir dürfen aber keinesfalls diese eine Möglichkeit als die einzige und zwingende betrachten. Vor allem werden wir damit dem Geheimnis des menschlichen Wesens, das ja viel tiefer liegt und sich nicht einfach mit Lerntheorien erklären läßt, niemals gerecht.

Vor einiger Zeit wurde mir die Möglichkeit geboten, als Dozentin technischer Operationsassistenten, denen ich Psychologieunterricht erteilte, die Situation ihres Arbeitsplatzes, nämlich des Operationssaales, zu studieren, um mir ein möglichst genaues Bild von den psychischen Belastungen der Assistenten zu machen. Ich wurde von der Schulleiterin begleitet, die mich über alles informierte, was ich für meine Studien benötigte. Mit leichter Erregung trat ich in den ersten Operationssaal. Ich wußte nicht, wie ich in einer solchen Situation reagieren würde, hatte ich doch mit mir diesbezüglich keinerlei Erfahrung.

Es gelang mir recht gut, mich ausgesprochen problembezogen zu verhalten. Ich ließ meine Aufgabe nicht aus den Augen, ich konzentrierte mich auf die Situation der Assistenten. Die Kropfoperation, Darmoperation, das Geräusch der Chirurgensäge in der Knochenstation, hinderten mich nicht an meiner

Aufgabe. Als ich dann sah, wie ein junger, absolut unversehrter Körper auf den Operationstisch gehoben, für die Operation vorbereitet, an Schläuche gelegt und zu guter Letzt mit einer scharfen Klinge längs des ganzen Leibes aufgeschnitten wurde, da überkam mich für den Bruchteil einer Sekunde eine Welle der Empörung. Wie ist das möglich, diesen weißen Leib, dem nichts an Unheilem anzusehen ist, unversehrt, ganz, derart zu mißhandeln! Blitzschnell verscheuchte ich diese Gedanken und hielt mich wieder an die Spielregeln logischen Denkens. Die letzte Station war der Operationssaal der Gynäkologie. Meine Abwehrmechanismen funktionierten nach vierstündiger Beanspruchung nicht mehr einwandfrei. Sie waren durchlöchert, an einigen Stellen war die Front zusammengebrochen, und ich wurde von verschiedenen Gedankenfluten überschwemmt. Allein das Wort Gynäkologie, das aus dem Griechischen stammt und Frauenheilkunde heißt, löst in meinem Empfindungsbereich höchst unangenehme Vorstellungen aus. Mit dem Einbruch dieses Wortes in mein Bewußtsein sehe ich unverzüglich ein Bild vor mir, wie eine Gruppe von Männern mit Schnäuzen und kalten Metallbrillen, in schlechtsitzenden dunklen Anzügen, um eine Frau herumstehen, welche auf einem Gynäkologenstuhl liegt, die Schenkel in Bügeln gehalten, damit es die Beine weit auseinanderspreitzt, und ihre Studien des weiblichen Geschlechts in allen Einzelheiten betreiben. Bei dieser Vorstellung packt mich jedesmal Wut, Schmerz, Ekel, Empörung, alles zugleich, in mir schreit es stumm. Eine unbeschreibliche Sehnsucht, die sich da in mir breit macht nach den helfenden, weisen Frauen. Wo sind die Frauen mit ihrem Wissen, wo sind die Hebammen, die immer mehr aus den Gebärsälen verdrängt werden, um dem Männlichen ein Gebiet abzutreten, das nicht in deren Hände gehört! Die Erfindung des Gynäkologenstuhls zeigt das Machtstreben des Mannes über die Frau in aller Deutlichkeit. Die Bilder aus dem gynäkologischen Operationssaal verfolgten mich dann auch tage- und nächtelang. Ich sah diesen Vorgang immer wieder vor mir: eine Frau in Narkose, mit weit gespreizten Beinen, so daß ihr Geschlecht auf der Höhe des Gesichtes des vor ihr sitzenden Arztes ist. Dieser greift zuerst mit den Händen in diese Frau hinein, ja, er greift einfach hinein, mühelos greift er in die Öffnung ihres Leibes hinein, dann schiebt er glänzende, harte Metallinstrumente hinein, fährt mit spitzigen Hacken und langstieligen, löffelartigen Geräten in dieses Leibestor, kommt mit Blutklumpigem zurück, fährt wieder hinein, so einige Male. Dann hört er auf. Der Eingriff ist beendet. Aber, nun kommt das ganz Unbeschreibliche, Entsetzliche. Der Eingriff hinterläßt keine sichtbare Wunde, die bleibt vollkommen im Verborgenen, und nur die Frau wird, wenn sie aus der Narkose aufwacht, Schmerzen verspüren. Dieses Erlebnis hat mich sehr beschäftigt und ließ mich einige Nächte schlaflos werden: Das ist die Situation der Frau! Durch den Körper wird es uns verdeutlicht: Durch unsere körperlichen Verhältnisse sind wir in der Situation des Aufnehmenden. Wir haben in unserem Leib eine Öffnung, durch die mühelos in uns eingedrungen werden kann. Selbst mit Werkzeugen läßt es sich eindringen, uns verletzen, uns Wunden zufügen, ohne daß dabei nach außen etwas davon sichtbar wird.

Hier wird ein entscheidender Unterschied zwischen dem Wesen der Frau und demjenigen des Mannes deutlich, der tief in die Art des Empfindens hineinspielt und das Verhalten prägt, das deshalb nicht einfach auf ausschließlich Angelerntes reduziert werden kann. Es ist erlebnismäßig ein gewaltiger Unterschied, ob ich in meinem Leib eine Öffnung oder an dieser Stelle eine Vorrichtung habe, die sich nach außen richtet, ja, die sich sogar kraftvoll aufbäumen kann und mit deren Hilfe in einen andern Menschen eingedrungen werden kann.

Der Sonnenmythos verdeutlicht die Situation des Männlichen. Die zielstrebigen Strahlen der Sonne durchdringen unbeeindruckt Hindernisse, dringen zielsicher in verborgenste Winkel ein. Es ist erschreckend und zugleich wunderbar zu beobachten, wie die Kraft der Sonne in Verstecke, Verließe und Gefängnisse vordringt, Licht hineinträgt und schließlich Wachstum bewirkt.

Wie eindrücklich das Zusammenspiel zwischen Weiblichem und Männlichem neues Leben hervorbringt, wird in dem Vermählungsmythos von Sonne und Erde dargestellt. Die Erde,

Materia, Mater (Mutter), die in passiv-gewährender Haltung von Sonnenstrahlen bis in die dunklen, unbewußten Schichten durchdrungen wird und durch diese Kraftspende schließlich Frucht hervorbringt.

Ein weiteres, sehr eindrückliches Bild, welches das Prinzip des Weiblichen verdeutlicht, ist das Meer, das Wasser. Wasser paßt sich einer Form widerstandslos an, umspielt sie, schmiegt sich kantigen Ecken genauso nahtlos an wie Rundungen. Wirft man einen schweren Stein hinein, dringt er schwerfällig ein. Auch wenn das Wasser sich etwas wehrt, indem es umherspritzt, hat es nicht die Möglichkeit, das Eindringen zu verhindern; in Wasser kann man hineingehen, man kann es mühelos verletzen. Es liegt nachher genauso friedvoll da, als ob nichts geschehen wäre.

Vor einiger Zeit erzählte mir jemand, es gäbe lebendiges und totes Wasser. Den Unterschied könne man zwar nicht mit bloßem Auge sehen, man müsse es mikroskopisch untersuchen. Wenn man ganz aufmerksam lausche, könne man es hören. Wenn Wasser über lange Strecken in kerzengeraden Röhren transportiert würde und nicht in seinen natürlichen Bewegungen fließen könne, dann sterbe es ab und sei tot. Hingegen beheimate Wasser, welches durch die vielfältigen Windungen und Unebenmäßigkeiten fließe, Leben in sich. Wenn man ein winziges Steinchen in ein solches Wasser werfe, dann antworte es, indem es dort, wo der Stein in das Wasser eingedrungen sei, einen kleinen Ring bilde, gefolgt von immer größer werdenden Kreisen. Werfe man hingegen einen Stein in totes Wasser hinein, so verschwinde er lautlos und das Wasser zeige keinerlei Reaktion.

Ich weiß nicht, ob dies zutrifft. Aber das ist eigentlich auch nicht wichtig. Mich sprachen diese Bilder sofort an. Weibliches, das zu lange in starren Formen eingeengt blieb, zeigt zuweilen überhaupt keine Reaktion mehr auf Einbrüche von außen. Es ist wie tot.

Der Verlauf unseres Lebensprozesses läßt uns nun in den Wechseljahren in einen Lebenszyklus eintreten, in welchem wir aus der Abhängigkeit des Mondrhythmus heraustreten. Die

Menstruation als äußeres Zeichen bleibt aus, was unmißverständlich darauf hinweist, daß wir aus dieser Gebundenheit entlassen sind.

Werfen wir nochmals einen Blick auf den Wechsel unseres Hormonhaushaltes. Durch die Veränderung der Hormonproduktion verfügen wir nun über mehr männliche als weibliche Hormone. Wir erhalten also eine sonnenhafte Grundlage, die uns ermöglicht, dieses Prinzip in uns zu verwirklichen. Falls wir dazu neigen, dies einfach zu ignorieren, bekommen wir über körperliche Veränderungen sinnvolle Hilfe, die uns daran erinnert. Mitten in unser Gesicht werden Feuerzeichen gesetzt, damit wir sie ja nicht übersehen können, diese kleinen Härchen an Oberlippe und Kinn! Im Gesicht wird es geschrieben stehn, daß Du zusätzlich zu Deinen weiblichen Qualitäten auch noch die männlichen dazugewonnen hast.

In diesem Zusammenhang stoßen wir nochmals, wie ich dies bereits in den Überlegungen zur geistigen Mutterschaft äußerte, auf die vielfältigen Möglichkeiten, welche durch diesen Wechsel erschlossen werden. Die Qualität des Sonnenhaften in sich zu erschließen und gestalterisch einzusetzen, ist die deutliche Forderung der zweiten Lebenshälfte.

Unsere Weltsituation braucht an politischen Schaltstellen dringend Menschen, welche in sich sowohl den weiblichen als auch den männlichen Pol integriert haben und dadurch in der Lage sind, Entscheidungen zu treffen, die in der bewußten Ausgespanntheit zwischen beiden Polaritäten errungen wurden. Menschen, die nicht wie schlaffe Säcke in ihrer geschlechtlichen Halbheit hängen bleiben, sondern Menschen, die um ihre Ganzheit ringen. Frauen, die diesen Wechsel bewußt vollzogen haben, sind besonders befähigt, Aufgaben zu übernehmen, welche sowohl lebenbewahrendes als auch zielstrebiges Denken erfordern.

Ebenso sind die verschmähten Hitzewallungen eine wertvolle Hilfe. Die Hitze, das Feuer, steigt Dir ins Gesicht, wie ein Vulkan, der aus Dir ausbrechen möchte. Hitzewallungen sind verschlüsselte Botschaften, die Dich auf diese wichtige Veränderung aufmerksam machen wollen. Vielleicht wird der Kopf gar so glühend wie die Sonne, feuerrot, um Dich an das sonnenhafte Prinzip zu erinnern!

Das Wort Wallung hat genauso eine wichtige Bedeutung, es besagt, daß Du in Wallung gerätst. Ja, laß Dich in Wallung bringen, laß die alten Gedanken und Einstellungen, Vorstellungen und Werte so richtig in Dir herumwirbeln. Und wenn die Wallung vorbei ist, dann räume alles wieder neu ein, untersuche bei dieser Gelegenheit, welche Gedanken Du wieder in Dir aufnehmen und von welchen Du Dich verabschieden möchtest. Die Zeit der Wechseljahre ist die geeignete Zeit, alte, übernommene Wertvorstellungen gegen Neues, Eigenes auszuwechseln.

Was nun die Häufigkeit, Heftigkeit und Zeitspanne des Auftretens der Hitzewallungen betrifft, so ist dies sehr unterschiedlich. Es ist auch durchaus möglich, daß Du zu jenen Frauen gehörst, die keine Hitzewallungen haben. Es gibt Frauen, die gehen durch die Wechseljahre, ohne je eine einzige Schweißperle dabei geschwitzt zu haben. Andere wiederum, die sich mit Hitzewallungen auseinandersetzen, erfahren dies in der Häufigkeit, in der Heftigkeit und in der zeitlichen Dauer des Auftretens sehr unterschiedlich. Während die einen gelegentlich schwitzen, triefen die andern förmlich und sind schweißgebadet. Die einen haben damit jahrelang zu tun, andere hingegen nur über kurze Zeit. Bei mir z. B. verläuft der ganze Ablauf phasenweise, in Halbjahresschüben. Ein halbes Jahr heftige Hitzewallungen, dann wieder ein halbes Jahr keine, also auch das gibt's. Laß Dich von Deinem Rhythmus überraschen, von Deiner Eigenart, wie es Dein Organismus bewerkstelligt.

Falls Du zu jenen Frauen gehörst, die starke Hitzewallungen haben, und Du Dich genügend in dieses Geschehnis eingelassen hast, um zu verstehen, was dies zu bedeuten hat, dann halte ich es nicht für sinnvoll, wenn Du dich länger damit herumquälst. Zweifellos wird Dir eine andere Einstellung bereits helfen, die Hitze nicht mehr nur als lästig, sondern das Feuer und die Glut als etwas Schönes zu erleben, als sonnenhaft, sohnhaft.

Nach allem, was ich nun beschrieben habe, wird es Dir wahrscheinlich nicht mehr so leicht fallen, in einen derart wichtigen und naturgemäßen Ablauf bedenkenlos chemisch einzugreifen.

In diesem Zusammenhang hat die Einnahme von Östrogenen oder überhaupt pharmazeutischer Produkte nichts verloren.

Ich werde Dir nun einige Mittel und Hilfsmöglichkeiten vorstellen, die ich selbst ausprobiert und deren Wirksamkeit ich kennengelernt habe. Als wichtigster Grundsatz gilt, daß Du vor allem auf Dich, auf Deine Befindlichkeit achtest und genau beobachtest, was Dir gut tut und was nicht. Übernimm also auch hier nicht einfach etwas von mir Angepriesenes, sondern nimm es als Anregung oder eine von vielen anderen Möglichkeiten, welche Du an Dir ausprobieren kannst.

Da wir ja den größten Teil unseres Lebens in irgendwelchen Kleidern verbringen, möchte ich dazu zuerst ein paar Überlegungen machen. Sämtliche Kleidungsstücke, die uns einengen, uns in unserer Bewegungsfreiheit behindern, wenden sich gegen das Prinzip des Sonnenhaften. So ist der Impuls, sich bei Beginn oder während einer Hitzewallung aus der Beengung eines Kleidungsstückes zu befreien, zugleich auch eine wichtige, symbolhafte Handlung, Einengendes, Beklemmendes abzuwerfen. Luftundurchlässige Textilien, in denen unser Leib eingesperrt ist wie in einem Gefängnis und nicht atmen kann, verdeutlichen diesen Aspekt. Hitzewallungen fühlen sich grundsätzlich anders an, wenn sie nicht im engen Korsett, die Glut unterdrükkend, erstickt werden, sondern in weiten, atmenden Bekleidungen Raum für Bewegung und Leben finden. Ich habe selbst erlebt und viele Frauen haben mir dies bestätigt, wie wohltuend sich Bekleidung aus Naturfasern auswirkt, vor allem was die Unterbekleidung anbetrifft. Ich bin zwar fast vom Stuhl gefallen, als ich mir Seidenhemden kaufte und ich den Preis hörte. Trotzdem lohnt sich diese Investition.

Und noch etwas Wichtiges. Anläßlich eines Vortrages, den ich über Sinn und Bedeutung der Wechseljahre hielt, machte mich eine Frau während der anschließenden Diskussion darauf aufmerksam, wie sie stets darauf achte, sich in verschiedenen Schichten anzuziehen, d.h. die unterste Schicht mit Kurzarm, halsfern und darüber etwas mit langen Ärmeln und wärmenderem Gewebe. So können wir nämlich verhindern, daß wir uns in unseren Kleidern bachnaß schwitzen, hinterher frieren und uns erkälten. Während diese Frau sprach, zog sie gerade ihre Jacke aus und saß, mitten im Winter, in ihrem Sommerblüschen da, um nach einer kurzen Weile die Jacke wieder umzulegen. Die Hitzewallungen zwingen uns also auch, aufmerksam und sorgfältig mit uns umzugehen, immer dafür zu sorgen, daß wir uns in unserer Haut wohlfühlen. Das heißt also auch, daß wir vielleicht ein Gespräch unterbrechen, ein Fenster öffnen, tief und ausgiebig frische Luft einatmen. Als ich kürzlich auf einer Tagung äußerte, ich hätte selbst eine Sitzung mit acht Männern einfach unterbrochen, mich ans Fenster gestellt, die obersten Knöpfe meiner Bluse geöffnet mit der Bemerkung: ,,Meine Herren, ich unterbreche hier unsere Besprechung und widme mich meiner Hitzewallung", machte mich eine Tagungsteilnehmerin darauf aufmerksam, daß die Fabrikarbeiterin keine Möglichkeit hätte, in dieser Weise ihre Wallung zu zelebrieren. Über diese Anmerkung war ich sehr betroffen, wurde mir doch augenblicklich bewußt, daß ich die Situation meiner Mutter, die jahrelang in einer Fabrik arbeitete und in dieser Lebensphase die Wechseljahre erlebte, einfach verdrängte. Ich war dieser Teilnehmerin für ihren wichtigen Hinweis dankbar, verknüpfte sie doch meine Erinnerung wieder mit meiner Vergangenheit. In welchen Verhältnissen wir uns auch immer in unserem Leben befinden, sollten wir dennoch das Möglichste für uns tun!

Daß sich in dieser Zeit Baden, Schwimmen, Duschen, Bürsten usw. günstig auswirken, ist wohl nicht noch im einzelnen anzuführen. Beachte in diesen Dingen vor allem, ob es für Dich angenehm ist oder nicht. Tue nichts, von dem Du denkst, es sei gesund, das Dir dann aber doch unangenehm ist. Vertraue auf Dich, auf Deine selbstregulierenden Kräfte. Beachte auch, daß Du Dich in einem grundlegenden Wechsel befindest. Was Dir vielleicht gestern noch sehr angenehm war und sich wohltuend auf Dich auswirkte, kann sich schon morgen verändern. Du kommst also nicht darum herum, immer wieder in Dich hineinzuspüren, hineinzuhorchen, um zu erfahren, was Dir gut tut und was nicht. Du kannst Dich also nicht an ein vorgeschriebenes Programm halten und wie ein Roboter etwas befolgen, sondern lediglich Vorschläge ausprobieren und Deine eigenen

Schlüsse daraus ziehen. Bei der Gelegenheit lohnt es sich auch, blinde Autoritätsgläubigkeit zu überdenken. Laß diese fremden Stützen und Leitplanken in einigen gewaltigen Wallungen durcheinanderwirbeln, daß nichts mehr am alten Platz in Deinem Kopf steht. Und dann räume neu ein. Wirf alles Fremde aus Dir heraus.

Dies trifft genauso auf sämtliche Körper-Trimm-Programme zu. Das meiste ist Unsinn und lenkt Dich nur von Dir ab. Bewege Dich, wie es Dir Spaß macht, und lasse Dir nicht irgend etwas diktieren, Dir etwas vorschreiben, was angeblich gut sein soll. Überprüfe auch hier selbst! Was Deine Nahrung betrifft, so probiere ebenfalls aus, was sich auf Dein Wohlbefinden günstig auswirkt und was nicht. Es ist auch hier unmöglich, eine Liste von Nahrungsmitteln zusammenzustellen, welche die Hitzewallungen günstig und welche sie ungünstig beeinflussen. Ich kann Dir lediglich erzählen, was ich bei mir beobachten konnte und was mir andere Frauen darüber erzählten. Der Genuß von Kaffee z. B. wirkt bei mir ausgesprochen hitzefördernd, ebenso Fleischkonsum. Als ich dies bemerkte, war ich recht überrascht, verband mich doch diese Erfahrung ebenfalls mit meiner Vergangenheit. Als Kind hatte ich immer einen Aberwillen beim Fleischessen zu überwinden, so etwas wie Ekelgefühle. Die Heftigkeit war unterschiedlich. Wenn ich aber kurz vor dem Essen an einer Metzgerei vorbeiging, und mein Schulweg führte an einer vorbei, wo geschlachtete Tiere im Schaufenster hingen, so konnte ich nur mit größter Überwindung und mit geschlossenen Augen Fleisch essen. Später dann, als ich mich als Hausfrau um die Küche zu kümmern hatte, litt ich unter meiner Eigenart noch mehr. Täglich wurde ich mit meiner Unfähigkeit konfrontiert, ein einigermaßen anständiges Essen zubereiten zu können, ein komplettes Menü, mit Fleisch als Kernstück der Mahlzeit. Ich versagte täglich. Es gelang mir einfach nicht, mich mit dem Kochen, besonders der Zubereitung von Fleisch anzufreunden. Und da ich doch so sein wollte wie alle andern auch, möglichst normal, nicht abweichend von der vorherrschenden Norm, so überging ich mich und schenkte meinen Neigungen oder Abneigungen keinerlei Beachtung.

Erst als ich, durch äußere Umstände begünstigt, die Möglichkeit hatte, die Hausfraueninstrumente, mit denen ich nur ungeschickt umzugehen vermochte, an den Nagel zu hängen, wich dieser ungeheuerliche Druck von mir und ich konnte wieder erleichtert aufatmen. In der Zeit des Wechsels, als ich allmählich begann, auf mich zu hören, mich ernst zu nehmen, sagte mir mein Körper ganz eindeutig, daß er sich wohler fühlt ohne Fleischkonsum. Ich hätte mir sehr viel ersparen können, hätte ich schon früher auf mich gehört. Andere Frauen erzählten mir, und ich habe dies dann selbst ausprobiert, daß sich Rohkost günstig auf Hitzewallungen auswirke. Ferner habe ich bei mir beobachtet, daß sämtliche Weißmehlprodukte Hitzewallungen fördern.

Nun möchte ich Dir noch zwei Mittel vorstellen, die uralt und wahrscheinlich deshalb in Vergessenheit geraten sind, die aber ganz hervorragend bei Hitzewallungen helfen. Das eine ist Salbeitee, 3 Minuten zugedeckt ziehen lassen, dann abgießen, verteilt getrunken auf den ganzen Tag, schmeckt zwar abscheulich, wirkt aber ausgezeichnet. Erwarte aber nicht, daß sich bereits nach der ersten Tasse eine Wirkung zeigt, sondern daß Du den Tee einige Tage einnehmen mußt, bis eine Veränderung eintritt. Das andere Mittel ist die Ginsengwurzel. Ginseng unterstützt die selbstregulierenden Kräfte des Körpers und findet seit Jahrhunderten vielfach Anwendung in der chinesischen Medizin. Hierzulande wird sie von der Schulmedizin eher belächelt. Bei uns in der Schweiz ist sie in Apotheken und Drogerien erhältlich in Form von Kapseln und Tonic, die leider sehr teuer sind. Die Dosierung mußt Du wahrscheinlich um einiges höher ansetzen, als auf der Packung angegeben ist, aber auch hier gilt es auszuprobieren, was für einen richtig ist. Falls Du mehr über Ginseng wissen möchtest, so informiere Dich in dem Buch von Doritt Cadura-Saf, „Das unsichtbare Geschlecht“. Die Autorin beschreibt darin sehr ausführlich, worauf zu achten ist. Mit Ginseng-Tonic habe ich die besten Erfahrungen gemacht. Die Hitzewallungen verschwanden sofort. Da ich, wie bereits erwähnt, meine körperlichen Wechseljahrsymptome schubweise erlebe, so konnte ich erfahren, wie in einer ersten Phase die Hitzewallungen mit Hilfe von Ginseng vollkommen verschwanden. Dann folgte ein halbes Jahr ohne die geringsten Anzeichen und ohne Einnahme von Ginseng. Plötzlich setzten die Hitzewallungen wieder ein, und diesmal ließen sie sich von Ginseng kaum beeinflussen.

Ein weiteres Gebiet, welches über eine Vielzahl von Mitteln gegen Beschwerden während der Wechseljahre verfügt, findet sich in der Homöopathie. In der Homöopathie wird ein Symptom nicht einfach bekämpft und unterdrückt, sondern der Organismus wird durch ein zigfach verdünntes Mittel zur Selbstheilung angeregt. Da die Mittel nach der Ähnlichkeitsregel ausgesucht werden, ist es unmöglich, etwas Allgemeingültiges über ein bestimmtes Mittel auszusagen, überprüfe selbst welches Mittel Dir hilft. Unter vielen anderen sind dies Aconitum, Cimicfuga, Pulsatilla und Sepia. Als Akutmittel eignen sich besonders Belladonna und Camomilla. Ein erfahrener Homöopath kann Dir bestimmt dabei behilflich sein, das richtige Mittel für Dich auszusuchen. Eine weitere, sehr wohltuende Hilfe, die glühende Hitze im Kopf abzumildern oder gar zum Verschwinden zu bringen, ist das Wassertreten. Du füllst abends vor dem Schlafengehen einfach eiskaltes Wasser in ein Gefäß, stellst Deine Füße hinein und trittst da etwa 100mal. Achte aber darauf, diese Prozedur bei abnehmendem Mond auszuüben. Es wird Dir zweifellos gut tun.

Beinahe hätte ich etwas sehr Wichtiges vergessen. Alte Frauen verfügen manchmal noch über ein Wissen von Gaben der Natur, die uns bei mancherlei Beschwerden helfen können. Bemühen wir uns darum, diese Weisheiten wieder zu würdigen, damit sie uns nicht noch gänzlich verloren gehen!

Falls Du Deinen Körper einfach sonnenhaft durchglühen lassen möchtest, um Deine Glut vollumfänglich zu spüren, so kannst Du Dir auch einfach mit einem schönen Fächer kühle Luft zuwedeln, Dir Zeit für Dein Wohlbefinden nehmen und es genießen. Ich habe von einer Tagungsteilnehmerin einen schönen japanischen Fächer geschenkt bekommen, den ich nun stets bei mir trage. Wo immer ich auch bin und erhitze, entfalte ich dieses schmetterlingsartige Gebilde und fächle mich sorgsam und genieße es.

Hitzewallungen haben aber auch noch eine andere überaus wichtige Bedeutung. Sie erinnern uns daran, daß wir in den Wechseljahren ausgesprochen hitzige, heiße Frauen sind und daß es uns auch zusteht, dieses Feuer zu leben!

Während dem Mann bis hinauf ins hohe Alter fraglos sexuelle Aktivität zugestanden wird, ist dieses Thema für die ältere Frau weitgehend tabuisiert oder wird entsprechend belächelt.

Mit einer Selbstverständlichkeit wird hingenommen, wenn sich ein älterer Mann eine sehr viel jüngere Partnerin sucht, die all das nicht aufweisen darf, was er hat: Jahresringe des Alters.

Kürzlich las ich in einer Frauenzeitschrift: „68jähriger, gepflegter Herr, sucht, zwecks Verbringung seines Lebensabends, in einsam gelegener Villa im Tessin, junge knackige Frau, nicht über 30, groß (mindestens 170 cm), sehr schmalhüftig, dunkelblond (kein platinblond), blau oder grünäugig, große, feste Brüste.“

Diese Art Forderung bezüglich des weiblichen Sexualpartners scheint sehr verbreitet zu sein. Dieser gepflegte Herr, Villenbesitzer, 68, sagt das Minimum über seine Person aus. Er kann also, was sein Äußeres betrifft, aussehen wie er will, im Gegensatz zu der Frau, bei der bis ins kleinste Detail alles vorgeschrieben wird, wie bei den Zuchtkaninchen für eine Weltausstellung. Selbstgefällig suchen sich Frösche liebreizende Prinzessinnen! Lange Zeit konnte ich meiner Empörung über derartige Kränkungen nur Luft machen, indem ich solche Situationen mit ausgetauschten Geschlechterrollen nachspielte. Jedesmal, wenn ich nämlich versuchte, auf diese verletzenden Äußerungen von Männern zu reagieren, indem ich meine Gefühle aussprach, wurde ich entweder nicht verstanden oder lächerlich gemacht, als überempfindliche Mimose abgestempelt.

Eine mir liebe, langjährige Kollegin, die ich sehr schätze, rief mich einmal recht verzweifelt an. Sie ist geschieden, 51, Mutter von drei erwachsenen Söhnen, lebt seit einigen Jahren mit einem um fünfzehn Jahre jüngeren Mann, ebenfalls Psychologe, zusammen. Sie erzählte mir unter Tränen, sie habe soeben von unserem gemeinsamen Kollegen Xaver einen derartigen Bauchhieb eingefangen, sie wisse nicht mehr, wie sie sich helfen könne. Seit einiger Zeit habe sie nämlich mit ihrem Freund Unstimmigkeiten. Eines Abends hätten sie in einem Restaurant gesessen, als Xaver sich zu ihnen setzte, unverzüglich die Krise witterte und wissen wollte, was denn los sei. Mischa schilderte kurz und knapp, es sei nichts Ernsthaftes, die Schwierigkeiten, die sie miteinander hätten, würden sie zweifellos meistern. Xaver kniff detektivisch die Augen zusammen, blickte Esther kritischen Blickes an und meinte dann triumphierend zu Mischa: ,,Das mußte ja zu Schwierigkeiten führen. Dieser Altersunterschied! Die Esther ist eben auch nicht mehr die Jüngste.“ Mischa beschwichtigte ihn, ihre Probleme hätten überhaupt nichts mit dem Altersunterschied zu tun, es sei etwas ganz anderes. Xaver aber ließ sich nicht von seiner Idee abbringen und begann nun auf Mischa einzureden, das müsse doch einem Mann abstellen, schließlich brauche der Mann junges, saftiges Fleisch und nicht verwelktes Gemüse. Mischa indessen versuchte nochmals klarzustellen, was Xaver noch mehr dazu anspornte, handfestes Beweismaterial aufzuführen: ,,Sieh dir doch diese Falten im Gesicht an, den Truthahnhals, wie das übrige aussieht, kann ich mir ja denken!“ Und dies alles aus dem Mund eines selbst 53jährigen, gewiß nicht der Schönsten einer unter Gottes weitem Himmel, an dem die Lebensverwitterungen auch nicht spurlos vorbeigegangen sind! Esther weinte schließlich, Mischa kümmerte sich um sie. Xaver verabschiedete sich und ging.

Als ich von dieser Geschichte erfuhr, war ich so wütend und empört, daß ich nur noch eines im Kopf hatte, Esthers Kränkung zu rächen. Ich hatte mit Xaver einige Jahre zusammengearbeitet, wir haben uns gestritten und geliebt. Dazwischen hatten wir sogar recht fruchtbare Phasen der Zusammenarbeit. Wir treffen uns etwa zweimal im Jahr, gehen gemeinsam Mittagessen und erzählen uns, was sich seit unserem letzten Treffen alles ereignet hat.

Ich rief ihn also sofort an, teilte ihm mit, ich würde gerne wieder einmal mit ihm essen gehen. Bereits am Telefon fragte er mich, wie es mir denn gehe. Ich erzählte ihm freudig, es ginge mir ausgezeichnet, sowohl privat als auch beruflich. Dann ließ ich meine Stimme, nach einer kurzen Pause, etwas abdunkeln und sagte, beinahe nebenbei, etwas mache mir allerdings Sorgen, aber das habe mit Felix zu tun. Er wollte natürlich wissen weshalb, ihm ist diese Beziehung seit Beginn ein Dorn im Auge. Nun denn, wir hätten zwar ein sehr schönes, lebendiges Zusammenleben und eigentlich sei alles in bester Ordnung. Dennoch sei es für mich sehr schwierig zuzuschauen und zu erleben, wie dieser junge, blühende Mann, der jetzt immerhin schon 30 geworden sei, allmählich auch älter werde, die ersten körperlichen Veränderungen seien bereits unübersehbar. Es sei eben doch ein gewaltiger Unterschied, ob ich die geschmeidige Haut eines 20jährigen Jünglings berühre oder die Haut eines über 30jährigen Mannes. Vor einigen Tagen hätte ich sogar ein graues Haar entdeckt, ich sei zu Tode erschrocken, sicher würde sich auch bald im Liebesleben eine Veränderung zeigen, man wisse ja schließlich, daß die sexuelle Energie beim Mann nach 30 rapid nachlasse (im Gegensatz zu derjenigen der Frau!) und daß nach neuesten wissenschaftlichen Messungen der Erektionswinkel bei einem 50jährigen nicht einmal mehr die Waagrechte erreiche. Nun müsse ich nach einem jüngern Modell Ausschau halten, welches Felix ersetzt. Xaver wurde während meines Redeschwalls zusehends ruhiger, ich hörte ihn lediglich schwer atmen, nur bei den letzten Sätzen bat er, flehte mich an, doch mit diesen peinigenden Ausführungen innezuhalten. Ich konnte es nicht lassen, noch einige Schlußsalven in seine, durch die eigene Not aufgeweichte und deshalb auch sehr empfängliche Seele abzufeuern, dies sei schließlich der Lauf des Lebens, er solle sich doch nicht so zimperlich anstellen, schließlich sei es doch mein gutes Recht, meine Gelüste nach taufrischem Gemüse zu befriedigen, statt mich mit einer alternden Potenz abzuplagen. Falls er Trost und aufmunternden Zuspruch benötige, solle er sich doch an Esther wenden, die könne sich in solche Verletzungen bestens einfühlen.

Ob ihn dieses Erlebnis anregte, seine Wertvorstellungen neu zu überdenken, sei dahingestellt. Ich werde dies bei einem weiteren gemeinsamen Mittagessen überprüfen können.

Wir Frauen scheinen, was Sexualität und Älterwerden anbetrifft, auf der Schattenseite zu stehen. Nicht was sich tatsächlich im Alltag abspielt, sondern was die Vorstellung darüber betrifft. Das heißt aber noch lange nicht, daß wir, die Betroffenen, diesen Unsinn übernehmen. Wir müssen auch hier zunächst überprüfen, was wir an eigenen Vorstellungen in uns tragen, ob wir sexuelle Bedürfnisse der älteren Frau zugestehen, oder ob es uns bei Frauen eher peinlich ist oder ob wir sogar die Peinlichkeit zu bannen versuchen, indem wir etwas Abwertendes oder Herabminderndes äußern.

Ich habe in Frauengruppen selbst erlebt, mit welcher Selbstverständlichkeit Sexualität dem älteren Mann zugestanden wird, während der älterwerdenden Frau diese Bedürfnisse einfach abgesprochen werden. Als eine Tagungsteilnehmerin erzählte, daß sie nach dem Tod ihres Gatten nach 35jähriger, angeblich harmonischer Ehe einen Mann kennenlernte, sich in ihn verliebte und unter den sanft schwingenden Flügeln eines zärtlichen Liebhabers ihren allerersten Orgasmus erlebte, dies im farbenprächtigen Herbstalter von 66 Jahren, wunderten sich die meisten. Inzwischen habe ich viele Gespräche mit reiferen Frauen über Sexualität geführt, und ich finde diese Berichte derart interessant, daß ich sie unbedingt weitergeben möchte. Ich hoffe, Du läßt Dich davon beeindrucken und wirfst den ganzen Bockmist über die nicht vorhandene Sexualität der älteren Frauen aus Deinem Kopf heraus.

Von meinen Gesprächspartnerinnen, die älteste davon 76, erfuhr ich, und meine Erfahrung bestätigt dies ebenfalls, daß die Erlebnisfähigkeit mit dem Reiferwerden zunimmt. In meinen jungen Jahren war ich eigentlich ausschließlich damit beschäftigt, mich vor meinem Partner möglichst vorteilhaft hinzudrapieren, stets mit eingezogenem Bauch, um möglichst schlank zu erscheinen, das Haar erotisch hingegossen, selbstverständlich geschminkt und gepudert, mit verführerischem Lächeln, welches ich lange vor dem Spiegel geübt hatte. Daß ich dabei vergaß, mich zu spüren, mich zu fühlen, liegt auf der Hand. Nun, ein Orgasmus mit eingezogener Bauchdecke ist so gut wie kein Orgasmus, allenfalls ein automatischer Ablauf vaginaler Muskelkontraktionen, weiter nichts.

Und noch etwas. In den trostlosen Büchern, welche ich zum Thema Wechseljahre studierte, wurde ich immer wieder auf die Veränderung der Schleimhäute der Vagina und die daraus entstehende Problematik hingewiesen. Ratschläge männlicher Autoren zielen dahin, die trockene Vagina vor dem Geschlechtsverkehr mit einer entsprechenden Vaginalcreme wieder flott zu machen. Da ich diesbezüglich etwas mißtrauisch war, wollte ich von den betroffenen Frauen direkt erfahren, was es denn nun mit der trockenen Scheide so auf sich habe. (Wie kommen eigentlich Männer dazu, sich über eine derart intime Frauenangelegenheit beratend zu gebärden!) Die meisten von mir befragten Frauen erlebten eine Veränderung bezüglich der Feuchtigkeit ihrer Scheide. Drei von zwölf Frauen stellten keinerlei Unterschiede fest. Die einen behelfen sich klammheimlich mit Vaginalcremen vor dem geschlechtlichen Zusammensein, haben Scheu, mit ihrem Partner darüber zu sprechen, so daß sie es vorziehen, die trockene Scheide wie eine körperliche Behinderung, die man zu überspielen versucht, zu behandeln. Einige Frauen berichteten mir wichtige Beobachtungen. So erzählten sie mir, daß sie mit zunehmendem Alter mehr Zärtlichkeit des Partners brauchen, und dies ist das besonders Interessante daran, daß sie sowohl auf körperlicher als auch auf seelischer Ebene zärtlichen, behutsamen und liebevollen Umgang benötigen. Die trockene Vagina reagiere unverzüglich auf seelisches Streicheln und Liebkosen.

Lassen wir hier die Geschichte von Gertrud und Beatrice direkt sprechen.

Gertrud, 55, seit 35 Jahren verheiratet, 3 Söhne. Sie war bis zu ihrem 40. Lebensjahr absolut pflegeleicht. Alle mochten sie, sie war lieb und nett und umsorgte alle. Selbst die Freundin ihres Mannes wurde in diese Fürsorge eingeschlossen. So strickte sie mit 39, hochschwanger, für ihren Mann und seine liebreizende Freundin warme Handschuhe und Schals für den kalten Winter. Das Kind kam dann tot zur Welt, der Mann war gerade zur Freundin gezogen. Sie kümmerte sich tapfer um den Rest der Familie. Irgendwann klappte sie (Gott sei Dank) zusammen. Sie landete in einer Selbsterfahrungsgruppe, wo sie sich Millimeter für Millimeter zu ihren wirklichen Gefühlen durcharbeitete.

40 Jahre zurückgehaltene Tränen strömten aus ihr, 40 Jahre angestaute Wut brach aus ihr heraus. Aus dem gutmütigen, harmlosen ,,Trudeli" wurde die ernstzunehmende, erwachsene Gertrud, die sich mit ihrem Mann, der inzwischen von der fünften außerehelichen Runde zurückkehrte, auseinandersetzte. Ein Paar, das durch die Hölle schritt und dabei nicht umkam, sondern zu einer reifen Partnerschaft gelangte. Gertrud machte, nachdem die Kinder aus dem Haus waren, eine Ausbildung als Sozialarbeiterin. Sie erzählte mir nun, immer wenn sie mit ihrem Mann Unstimmigkeiten habe, verspüre sie in der Vagina einen Juckreiz, der erst nachlasse, wenn sie das Problem mit ihm gelöst hätte. Sie könne also Schwierigkeiten nicht mehr auf die Seite schieben, sonst plage sie ihre Vagina dermaßen, daß sie keine Ruhe mehr finde. Ebenso reagiere ihre Vagina unverzüglich auf körperliche Zärtlichkeiten wie auch auf verbale Liebkosungen.

Beatrice, 58, hatte sich eben aus einer eingetrockneten Ehe freigeschaufelt und ließ sich, nach langem Hin und Her, scheiden. Sie hatte eine schwere Zeit hinter sich. Sexualität lebte sie schon seit Jahren nicht mehr. In der letzten Zeit ging es ihr nur noch ums nackte Überleben. Sie arbeitete an der Kasse in einem großen Warenhaus und war froh, wenn sie diesen Streß durchhielt. Eines Tages lernte sie einen Mann kennen, der im selben Betrieb im Magazin aushilfsweise arbeitete. Sie freundete sich mit ihm an, und wie es so kommen mußte, sie verliebte sich in ihn, sexuell wollte sie aber nicht mit ihm zusammensein, sie sei da wohl schon etwas verrostet, meinte sie. Eines Abends, als sie nach Geschäftsschluß ihr Fahrrad aus dem Fahrradständer holen wollte, war es nicht mehr da. Sie ging in die Garage, wo sie es jeweils bei Regen hinstellte, und entdeckte es dort prompt. Karl hatte es, als es am Vormittag zu regnen begann, dort hineingestellt, mit einem kleinen Gruß, der an der frischpolierten Lenkstange hing. Er hatte das Fahrrad in seiner Mittagspause geputzt. Sie war gerührt. Ein Mensch, der ihr etwas Liebes tat, das kannte sie schon lange nicht mehr! Und sie spürte, wie ihre Vagina feucht wurde. Kurz darauf mußte sie in eine andere Wohnung umziehen, weil das Haus, in welchem sie wohnte, abgerissen wurde. Sie hatte es nicht leicht, etwas Passendes zu finden, das nicht zu teuer für sie war. Auch sorgte sie sich der teuren Umzugs- und Transportkosten wegen. Karl kam eines Abends zu ihr und teilte ihr mit, ob es ihr recht wäre, er habe soeben einen früheren Arbeitskollegen getroffen und dieser würde mit seinem VW-Bus zum Umzugstermin kommen und zusammen mit ihm die Wohnung umziehen. Und da spürte sie wieder, wie ihre Scheide feucht und verlangend wurde. Nach wenigen Monaten zog sie dort wieder aus, nahm eine etwas größere Wohnung und zog mit Karl zusammen.

Die Geschichten ähneln sich alle. Ich könnte noch einige dazuerzählen. Sobald eine Frau seelische Zärtlichkeit erhält, liebende Fürsorge, Aufmerksamkeit und Zuwendung, ist der Griff nach der Vaginalcreme überflüssig. Verschreiben vielleicht Frauenärzte deshalb dies gleitende Liebeselixier, um zu verhindern, daß Frauen ihren Männern auf die Finger schauen?

Uns zwingt dieser Tatbestand, ehrlicher zu werden. Wir können uns also nicht länger über uns und unsere Gefühle hinwegsetzen. Falls wir 20 Jahre die Zähne unter dem strammen Griff eines Holzfällers zusammengebissen haben, dann ist es nun höchste Zeit, Farbe zu bekennen. Zeig Deinem Partner, was Dir gut tut, welche Zärtlichkeiten Dir gefallen. Und zeige ihm auch, wie sich seelische Liebkosungen auswirken.

So ist also auch im Bereich Sexualität eine deutliche Verlagerung aus einer wartend-passiven mondenhaften Haltung in diejenige der aktiv-tätigen fällig.

Der Körper einer Frau während oder nach den Wechseljahren läßt es nun nicht mehr einfach geschehen, daß in ihn, ohne vorher liebevoll „anzuklopfen“, eingedrungen wird. Er wehrt sich dagegen, „nein danke, so nicht mit mir“.

Ist das nicht eine hervorragende Einrichtung, daß wir durch diese Lektion gezwungen werden, zu uns zu stehen, ehrlich zu uns und zum anderen zu sein!

5. Der Wechsel in die Identifizierung im Geistigen

Kürzlich hatte ich ein Gespräch mit einem Journalisten, der über meine Tagungen zum Thema Wechseljahre einen Bericht schreiben wollte. Ich erklärte ihm, um was es mir in dieser Arbeit ginge, er machte sich Notizen und zum Schluß schoß er noch einige Photos von mir. Kurz bevor er sich von mir verabschiedete, spürte ich in der Magengegend ein leichtes, unangenehmes Kribbeln. Ich beobachtete diese Körperempfindung, und dabei enthüllte sich prompt das dazugehörende Gefühl der Unsicherheit, ja beinahe Angst, und als dritter wichtiger Bereich die Erkenntnis, auf was sich dies alles bezieht. Ich befürchtete nämlich, der Journalist, der zu allem auch noch männlichen Geschlechts ist, könnte vielleicht gewisse Dinge nicht exakt verstanden haben. Als mir dies klar wurde, fragte ich ihn, ob ich den Artikel vor der Veröffentlichung nochmals durchlesen könne, um allfällige Korrekturen anzubringen. „Selbstverständlich! Die Photos schicke ich Ihnen ebenfalls zu. Sie können dasjenige, welches Ihnen am besten gefällt, für die Publikation selbst bestimmen.“ Und dann hörte ich mich sagen: „Die Photos sind unwichtig für mich, die können Sie selbst auswählen. Mich interessiert ausschließlich der Text.“ Ich war überrascht, mit welcher Klarheit ich mein Verhältnis zum Abbild meines Äußeren und Inneren darlegte. Es entsprach absolut meiner Einstellung. Als ich hinterher darüber nachdachte, mußte ich dennoch über mich schmunzeln, wäre mir doch noch vor wenigen Jahren die Auswahl des Photos, welches mich am vorteilhaftesten zeigte, also ohne verdächtigen Schatten um die Kinnpartie, welche so unmißverständlich auf das Doppelkinn hinweist, das Allerwichtigste gewesen und der Text, wenn auch etwas daneben interpretiert, hätte mich weit weniger interessiert. Nun aber war mir jeder Satz, jedes einzelne Wort wichtig, daß alles möglichst präzis meine Gedanken und Überlegungen wiedergab.

Genau diesen Vorgang meine ich mit der Umorientierung der körperlichen Identifizierung in diejenige des Geistigen.

Um nochmals mit dem Bild des Hauses zu sprechen: In der ersten Lebenshälfte erlebe ich mich in der Identifizierung meiner Außenfassade, der äußeren Form also, der Architektur, in der zweiten Lebenshälfte verliert die äußere Erscheinungsform an Bedeutung und die Behaglichkeit der Inneneinrichtung tritt in den Vordergrund.

Zweifellos hat mich dieser Wechsel der Orientierungsebenen auch dazu beeinflußt, ein Haus zu erstehen, welches mir vor allen Dingen im Innern zusagt und gefällt. So ist denn das Äußere meines Hauses nichtssagend, belanglos, unauffällig. In jüngeren Jahren hätte ich mir kaum die Mühe genommen, ein derartig bedeutungsloses Haus zu besichtigen. Jedesmal wenn ich nun in dieses Haus eintrete, durch das optische Bild der recht fantasielosen Außenfassade in das Innere hineinschlüpfe, bemühe ich mich, den Wechsel in den Reichtum des Inneren bewußt zu vollziehen. Kaum habe ich die Außensicht des Hauses überwunden, empfängt mich im Innern ein wundersam gewölbter Halleneingang, der mich wie ein geheimnisvolles Tor zu einem verborgenen Schatz anmutet. Von einem milden Licht, welches durch viele winzige Glasscheiben schimmert, begleitet, werde ich in die weiteren Räume geführt, die unbeschreiblichen Kostbarkeiten zu erschließen. Mein Haus ist wie ein Abbild meines Daseins! Wie kann ich nun endlich das Leben genießen, allmählich unauffälliger werdend, unaufdringlich, in mir ruhend, bei mir zu Hause und zugleich unter Menschen sein, in einer Gesellschaft, und innerlich dennoch auf einer behaglichen Ofenbank sitzen, einfach so bei mir, die Hände im Schoß, ohne den stetigen Aufwand um Fassadenangelegenheiten, damit sich irgendwelche Blicke interessiert auf mich richten. Nicht mehr von Modediktaten versklavt, sich unwert fühlen, falls man seine Körperhülle nicht in neuester achselbetonter Bluse untergebracht oder den praktischen Haarschnitt noch nicht vertauscht hat gegen den unpraktischen aus Paris.

Was investieren wir doch für Energien in dieses alljährliche, zuweilen gar halbjährliche Umrüsten, nur um das Gefühl zu haben, dem Neuesten zu entsprechen, dazuzugehören und dadurch auch jemand zu sein und dabei vergessen, daß wir uns gerade dadurch am weitesten von uns entfernen. Nun gehören diese Vorgänge und Abläufe naturgemäß zu unserem Entwicklungsprozeß. Äußeres Lernfeld, Anschauungsunterricht, welcher vorbereitet für die innere Entwicklung. Einige begreifen diese Zusammenhänge bereits in jüngeren Jahren, kümmern sich um die Inneneinrichtung und erschließen den inneren Reichtum. Ich benötigte die Wechseljahre als entscheidende Hilfe, die mich auf diese wichtigen Zusammenhänge aufmerksam machten. Wieviel seelisches Leiden und wieviel Verzweiflung und Not mit der Weigerung, diesen Wechsel zu vollziehen, verbunden ist, wird durch die steigende Anzahl von Menschen dieser Altersgruppe, die an Depressionen leiden, belegt. Die Bezeichnung „Depression" gefällt mir zwar ganz und gar nicht, beschreibt sie doch ein bestimmtes Krankheitsbild. Ich denke da anders. Menschen, die an Depressionen leiden, sind vor allem gesund, reagieren sie doch mit einem Symptom, das sie auf etwas aufmerksam machen möchte. C.G. Jung soll einmal geäußert haben, wenn eine Depression an deine Tür klopft, so bitte sie herein, bitte sie, Platz zu nehmen. Dann unterhalte dich mit ihr und frage sie, weshalb sie dich besucht. So gesehen ist Depression Ausdruck einer gesunden Reaktion. Wir können nicht gegen das Lebensgesetz der Vergänglichkeit ankämpfen, ohne dabei zu spüren, daß wir uns in einer Sackgasse befinden. Falls wir es nicht mehr wahrnehmen, haben wir uns bereits an Situationen gewöhnt, die ausweglos sind.

Folgendes Beispiel mag dies noch verdeutlichen. Zwei Soldaten kehren aus dem Krieg zurück. Der eine hat größte Mühe, sich wieder in ein Leben ohne Zerstörung einzuleben, er kann nachts nicht schlafen, hört noch das Geräusch des Kanonendonners, leidet an Appetitlosigkeit, und als körperliches Zeichen entwickelt sich ein Magengeschwür. Der andere Soldat kehrt zurück, freut sich über die Heimkehr und führt wieder ein normales Leben. Auf den ersten Blick besehen, erscheint wohl der zweite Soldat der gesündere zu sein. Wenn man sich jedoch die Sache überlegt, muß man wohl dem ersteren gesünderes Verhalten attestieren, reagiert er doch auf natürliche Weise auf eine krankmachende Situation.

Der Mensch, der sich weigert, den sinngemäßen Wechsel der zweiten Lebenshälfte zu vollziehen, muß unweigerlich in innere Schwierigkeiten geraten. Er ist auch mit einem Kind zu vergleichen, welches sich am Eintrittstag in den Kindergarten am Rockzipfel der Mutter weinend festkrallt und den wichtigen Schritt in einen weiteren Erlebnisbereich nicht vollziehen will. Mütter, die Derartiges mit ihren Kindern erlebten, kennen dieses Gefühl der Ratlosigkeit in einem solchen Moment, wo man genau weiß, was für neue vielfältige Möglichkeiten, neu zu Entdeckendes für das Kind bereitsteht und wieviel Freude und Begeisterung daran ihm entgeht, wenn es diese Tür nicht in der Lage ist zu öffnen. In den meisten Fällen erhalten hier Kinder liebevolle Unterstützung der Eltern, die sie dann behutsam in den zu erschließenden Bereich hineinführen.

Als Erwachsene haben wir es nicht mehr so einfach, Hilfen, die aus dem mütterlichen Schoß der Erde oder dem väterlichen Firmament des Himmels stammen, zu erkennen und anzunehmen. Wir müßten uns zu diesen Quellen hinwenden, beobachten, hinschauen, und wir könnten daraus lernen, wie etwas entsteht, wie es vergeht, wie es in den Ursprung zurückstirbt, um in neuer Gestalt abermals zu erscheinen. Wir könnten daraus lernen, daß sich alles im Wandel befindet, im ständigen Bewegen, und daß es keinen Stillstand geben kann.

Indessen lassen wir uns von Medien belehren, die uns suggerieren, daß die menschliche Intelligenz das Höchste in der Welt sei, daß man den Kampf gegen den naturgemäßen Lebenslauf aufnehmen sollte mittels chemischem Einsatz, mittels Biotrimmtechnik und vor allem mittels des Glaubens, daß der Mensch die Naturkräfte beherrscht.

Wir müssen wieder lernen, den Fernseher auszuknipsen, das Radio auszuschalten, die Zeitungen und Illustrierten zusammenzufalten und uns in unserm Innern auf die Suche zu machen, in uns hineinzulauschen, innere Worte zu hören, innere Bilder zu schauen. Alles, was wir so krampfhaft außen suchen, können wir letztendlich nur im Innern finden. Denn da ist alles vorhanden, aufgehoben, zuweilen unangetastet, in tiefem Winterschlaf. Zugleich ist alles in tausendfacher Vielfalt in der Natur enthalten, sie spricht bildhaft zu uns, führt uns zielsicher zu unserm inneren Wissen hin, das nur darauf wartet, erschlossen zu werden.

Von meinem Bett aus sehe ich direkt auf ein kleines Stück Erde, welches leicht angehoben unter meinem Schlafzimmerfenster liegt. Verschiedene Grasarten, dazwischen Steine, der Strunk eines abgesägten Baumes, vermoderte Laubblätter, winzige Holzstückchen, halb verfault, in einer Ecke eine herausgerissene Seite aus Danys vielgeliebtem Bravo-Heft, inzwischen aufgeweicht von Schnee und Regen, liegen dort. Diesen Platz habe ich nun ausgesucht, um ein inneres Bild, welches ich seit Jahren in mir trage und von welchem ich vor allem in Zeiten, wo ich mich kraftlos fühlte, soviel Lebenswille erhielt. Leider habe ich es dann immer wieder vergessen, es dauerte sogar Jahre, bis ich es wiederfand. Damit ich mich nun jedes Jahr erneut daran erinnere, werde ich es in die materielle Wirklichkeit hineingestalten. Es ist das Bild eines Schneeglöckchens! Ich versuche die schlummernden Kräfte, die in der Blumenzwiebel enthalten sind, zu spüren, wie sie in sich ruhen und wie sie dann allmählich durch die eigenen Schichten hindurchdringen, noch in das Dunkel unter der Erde; wie die Pflanze behutsam aber entschlossen die hartgewordene Schneekruste über der Erde in ungebrochener Bestimmtheit durchzwingt, an das Licht drängt, um dort ihre feinen Flügel zu entfalten, den zarten Kelch, der den Blick zurück zur Erde richtet, von wo er hergekommen ist, und damit stets mit der Vergangenheit in Verbindung bleibt.

Dieser wunderbare Vorgang ist eine bildhafte Darstellung sowohl unserer Seelenkräfte als zugleich auch unserer geistigen Ich-Kraft. So könnten uns die lebendigen Bilder der Natur, der Wechsel zwischen Tag und Nacht, die Jahreszeiten, das planetarische Universum Lehrmeister sein, innere Vorgänge zu erkennen, zu verstehen und daraus zu lernen. Hinschauen und davon lernen, bis das Bild unauslöschbar in die Seele eingeprägt ist.

Die Zeit der Wechseljahre ist eine nützliche Hilfe, die Orientierungspunkte zu wechseln und dadurch zu einer völlig neuen

Sichtweise zu gelangen, um sich nicht mehr in ausschließlicher Weise mit Außenbezirken zu identifizieren, sondern mit dem Innern.

Ebenso gilt dies selbstverständlich auch in Beziehungs-, Partnerschafts- und Eheverhältnissen. Wenn wir uns in der ersten Lebenshälfte vor allem mit der sozialen, gesellschaftlichen und beruflichen Position zunächst der Eltern, dann des Partners, des Ehemannes identifizierten, dann ist dies durchaus als Begleiterscheinung eines Entwicklungsprozesses zu verstehen. Geschieht dies aber auch noch in der zweiten Lebenshälfte, dann wird es allmählich Zeit, aufzuwachen und zu erkennen, daß das, was der Partner, der Ehemann denkt, wie er handelt, was er für Unternehmungen startet, seine Angelegenheiten sind und nicht die meinen. Sein Leben ist sein Leben, und mein Leben ist mein Leben. Seine berufliche Anerkennung und Erfolge sind seine Anerkennung und Erfolge, auch wenn ich mich darin sonne, hat es mit mir kaum etwas zu tun. Das stellt sich spätestens dann heraus, wenn ich plötzlich aus der Besonnung herausgerate und unverhofft im Schatten stehe.

Wenn wir uns im Laufe des Lebens eine Identität übergezogen haben, welche sich aus Fremdem bezieht, werden wir irgendwann, spätestens aber in der zweiten Lebenshälfte dazu aufgefordert, diese wieder zurückzugeben und uns in uns zu orientieren.

Dies mag nun vielleicht den Eindruck erwecken, daß es in der zweiten Lebenshälfte vor allem darum ginge, sich aus der Identifizierung mit Fremdem, Übernommenem zu lösen, um aus der körperlichen Orientierung in diejenige des Geistigen zu gelangen. Das trifft jedoch nicht zu. Die Lösung aus fremder, angeeigneter Identität ist lediglich die Vorbedingung dazu. Diese Vorarbeit muß geleistet werden. Nehmen wir nochmals das Bild des Schrebergartens, welches ich symbolhaft als Selbst benützte. Versuche innerhalb des gemeinsamen Gartens, den Du mit Deinem Partner oder Ehemann unterhältst, den Anteil herauszusuchen, von dem Du sagen kannst, dies ist mein Stück Erde. Vielleicht sind es mehrere kleine Flecken, vielleicht ist es ein größeres Zusammenhängendes, aber versuche ganz klar zu erkennen, welche Rosen auf Deinem Boden und durch Deine Pflege gewachsen sind und welche auf dem Boden Deines Mannes. Welche Pflanzen wachsen lediglich durch das Verdienst Deines Mannes, an welchen bist Du mitbeteiligt, welche gedeihen, weil Du Dich darum bemühst. Erst wenn Du in diesen Bereichen etwas klarer, deutlicher siehst, was aus Deiner Gestaltungskraft entstanden ist, was mit Deiner Individualität etwas zu tun hat, wird der nächste entscheidende Schritt möglich, vom Selbst zum Ich, aus der Identifizierung im Leiblichen, Körperlichen in diejenige des Geistigen.

Um auch hier Mißverständnisse begrifflicher Art so weit als möglich zu vermeiden, möchte ich etwas ausführlicher darauf eingehen, was ich unter dem Wort „Geist" verstehe. Ich bin mir durchaus im klaren, daß dieses Wort entweder einen eher abgedroschenen oder sonst einen unangenehmen Beigeschmack hat. In unserer Zeit wollen wir uns nicht mit derartigen Begriffen auseinandersetzen, die sich weder messen, wägen, errechnen, betrachten, tasten oder schmecken lassen. Trotzdem kommen wir um dieses Wort nicht herum, wollen wir uns ernsthaft mit dieser Art Problematik auseinandersetzen. Es wäre etwa das gleiche, wenn wir über einen sportlichen Wettkampf berichten wollten und stets darauf bedacht wären, das Wort „Ziel" nicht auszusprechen. Und mit diesem Beispiel bin ich bereits mitten in der Bedeutung des Wortes, wird dadurch doch eine ganz bestimmte Qualität deutlich. Seit Jahrtausenden versucht nun der Mensch Herr zu werden über diese materielle Welt, er versucht sie zu beherrschen, sich ihrer zu bemächtigen. Zugleich versklavt er sich darin und erfindet Maschinen, konstruiert Geräte, die ganz bestimmte Vorgänge ausführen, um sich dann selbst einer derartigen Apparatur zu unterstellen und sich dienerisch zu unterwerfen. Der Ausdruck „eine Maschine bedienen" verdeutlicht das Abhängigkeitsverhältnis des Menschen!

Zweifellos ist es dem Menschen gelungen, sich der materiellen Welt teilweise zu bemächtigen, wenn auch nicht vollumfänglich. Noch gibt es Gebiete, die sich beharrlich diesem Zugriff entziehen. Selbst jene Bereiche, die den Eindruck erwecken, vor der menschlichen Intelligenz zu kapitulieren, schlagen plötzlich aus unerwarteter Richtung zurück. Es sind Unterweisungen wie aus einem Lehrbuch! Trotzdem weigern wir uns, daraus zu lernen, und verstricken uns immer mehr in der Sackgasse der Machbarkeit. Der ausschließlich nach außen gerichtete Blick verhindert in tragischer Weise, die innere Wirklichkeit miteinzubeziehen und aus ihr jenes Wissen zu gewinnen, welches uns zu echten Lösungen befähigt. Mit zunehmender Technologie, Elektronik, Automatisierung und Kerntechnologie usw. dressieren wir unsere Sinne, sich mit der Außenwelt zu verflechten, und verlieren zunehmend den Kontakt, die Rückbindung zu unserer inneren Welt. Und dabei geht uns das wichtigste Wissen verloren, nämlich daß die Welt der Formen lediglich eine Scheinwelt ist, ein Spiegel unserer inneren Wirklichkeit. Wir rennen mit offenen Armen in die falsche Richtung und begreifen nicht, daß uns die Natur durch die Situation, in der sie sich befindet, täglich ermahnt und zur Rückkehr auffordert. Seit manchen Jahren erzählen uns die Bäume, sprachlos, bildhaft. Viele Menschen reagieren in ähnlicher Weise. Die krankmachende Umgebung versuchen sie auszugleichen, indem sie krank werden, zum Arzt gehen, dort eine chemische Substanz erhalten, die sie dazu befähigt, die ungesunden Verhältnisse besser zu ertragen. Wir haben das Denken, welches sich um die Ursachen kümmert, verloren und interessieren uns lediglich dafür, wie wir ein störendes Symptom so schnell als möglich wieder loswerden.

Wir haben uns schon längst aus der Ausgewogenheit natürlicher Verhältnisse herauskatapultiert, haben die Natur in ihrer Harmonie tödlich geschädigt. Der Versuch, mit weiteren Schädigungen das Gleichgewicht wieder herzustellen, muß scheitern.

Das ist ein Naturgesetz: Organismen, die aus ihrer Übereinstimmung herausgefallen sind, können nicht durch irgendwelche Kniffe und Kunstgriffe, die einer menschlichen Logik entsprungen sind, wieder in Einklang gebracht werden.

Die Schulmedizin demonstriert uns sehr eindrücklich, wie Menschen, deren Körper Zeichen innerer Disharmonie senden, mittels chirurgischen, chemischen oder sonstigen maschinellen Eingriffen in ihre innere Ausgewogenheit zurückfinden sollten und wie sie gerade durch diesen Kunsteingriff daran gehindert werden. Nun sind ja bereits Vereine mit vereinseigenen Rechtsvertretern gegründet worden, die einem dabei behilflich sind, sich vor diesem Unfug zu schützen und sich nicht ausliefern zu müssen, sollte man durch Krankheit oder Unfall in der eigenen Durchsetzungskraft beeinträchtigt sein. Somit erhält jeder die Möglichkeit zu verhindern, daß er durch medizinischen Eingriff noch stärker aus seiner inneren Ausgewogenheit herausgetrieben wird. Schließlich hat jeder ein Recht darauf, zu seiner Zeit seine Leibeshülle zu verlassen und wieder in den Schoß der großen Mutter Erde zurückzukehren. Die Erde, um vieles klüger als der Mensch, weigert sich zunächst, eine mit Giften durchtränkte Körperlichkeit wieder in sich aufzunehmen. Verständlicherweise. Nur Erde soll zu Erde werden. Beim Verbrennen der Leichen wird uns diese eindrückliche Belehrung erteilt. Während der Körper eines alten Menschen bei einer Temperatur von 600–700 Grad etwa eine Stunde benötigt, um in Asche zurückzusterben, dauert es 6–8 Stunden bei einer Temperatur von über 1000 Grad, bis das Feuer einen mit chemischen Substanzen durchwirkten Körper aus seiner materiellen Form herauslöst. Diese Zahlen sind eindrücklich und zugleich erschütternd! Die Selbstverständlichkeit, mit welcher dem lebenden Organismus der Eingriff künstlicher Substanzen zugemutet wird, weist eine unübersehbare Parallele auf, was die Natur gleichermaßen verkraften sollte. Nur mit dem Unterschied, daß die Natur konsequent bleibt: sie stirbt. Der Mensch lebt indessen als Leichnam weiter.

Innerhalb des stofflichen Bereiches gibt es keine Lösungen. Aus dem Gleichgewicht Geratenes, aus dem Zusammenhang Herausgefallenes verliert durch äußere Eingriffe jegliche Chance, wieder zurückzufinden in seine Ausgewogenheit.

Wir verketten und verstricken uns in den Erscheinungsformen, ohne uns um den eigentlichen Inhalt zu kümmern. Wir versuchen an der Form etwas herumzukorrigieren, zu manipulieren, zu beeinflussen und gehen dadurch am Eigentlichen vorbei.

Alles, was sich in der äußeren Welt zeigt, ist letztlich nichts weiter als ein Gleichnis, nichts weiter als zahlreiche Anschauungsmodelle in millionenfacher Ausführung, um den Menschen an die wahre Aufgabe seiner Existenz heranzuführen.

Das Bewußtwerden, daß alles, was sich in der äußeren Welt vollzieht, ein Abbild dessen ist, was sich im Innern abspielt, daß es keine äußere ohne eine innere Welt gibt, ist ein geistiger Vorgang. Wir wissen sofort, was unter einem geistlosen und einem geistvollen Menschen zu verstehen ist. Wir kennen wahrscheinlich dieses flaue Gefühl, wenn uns eine Begegnung mit geistlosen Verwandten und Bekannten bevorsteht, mit denen die Gespräche niemals die Grenzen der materiellen Welt überschreiten; hinterher fühlen wir uns halb tot. Die geistigen Bezirke zu erschließen, bedeutet, den Blick nach innen zu richten, nach innen zu lauschen. In sich die Sonne und den Mond zu entdecken, die Sterne, den Regen, das Feuer, die Erde, das Wasser. In sich die Zwillingspaare erkennen von Licht und Dunkelheit, von Reden und Schweigen, von Freude und Schmerz, von Glück und Trauer, von Mann und Frau, von Liebe und Haß. Verstehen lernen, daß es darum geht, alles in sich zu erschließen, sich innerlich zu weiten, innerlich reicher zu werden, in sich ganz zu werden, in sich heil, um aus diesem Urgrund geistige, wahrhaftige Kinder zu gebären. Zu erkennen, daß die materielle Wirklichkeit lediglich die Manifestation ist, geistige Vorgänge sichtbar zu machen, daß aber die wahrhaftige Wirklichkeit nicht mehr etwas Gewirktes, sondern etwas Seiendes, Ewiges ist.

Das Geistige, welches sich der Verkörperung bedient, um mit dem Instrument des Leibes den Weg zu gehen, die Arbeit des Bewußtwerdens zu leisten, um den matten Kristall solange zu schleifen, bis er im strahlenden Glanz des Lichtes den gesamten Kosmos widerzuspiegeln vermag.

Sämtliche Religionen, wenn man sie von ihrer Hülle, ihrer Verpackung befreit und sich ausschließlich um die darin enthaltene Aussage kümmert, weisen in ein und dieselbe Richtung;

auf das Ganzwerden des Menschen. Es ist im Grunde genommen völlig gleichgültig, wie man es schließlich benennt, ob man es Nirwana oder Gott nennt, oder wie auch immer, ob man das Göttliche oder Kosmische innerhalb oder außerhalb des Menschen ansiedelt. Das mag vielleicht nun etwas allzu vereinfacht klingen und ist mit einer verstandesmäßigen Logik auch nicht erfaßbar. Die Fragen entziehen sich dieser Denkweise, da sie niemals in die innere Welt vorzudringen vermögen, und deshalb kann man sich nur erkenntnisbringend damit auseinandersetzen, wenn man bereit ist, sich ganz seiner Herzensintelligenz zu übergeben.

Ausgespannt zwischen dem körperlichen und geistigen Bereich schwingt das Seelische, bildet gewissermaßen die verbindende Brücke. Das ist es, was uns immer wieder dazu veranlaßt, uns aus der Verhaftung im Materiellen herauszubewegen, einzutauchen in die Welt der Gefühle, es lehrt uns, daß es tiefste Schmerzen gibt, ohne körperliche Verletzungen, es lehrt uns, daß es höchstes Glück gibt, ohne viel Geld und Reichtum zu besitzen. Im Seelischen wohnt die Sehnsucht nach einer Beheimatung, nach einem Ort, wo man sich aufgehoben fühlt. Es veranlaßt uns dazu, dies bei andern Menschen, beim andern Geschlecht zu suchen. Sie treibt uns, verlangend die Arme nach einem Du auszustrecken.

In der Seele wohnen die verschiedensten Erlebnisqualitäten; sie beherbergt gleichzeitig die Liebe und den Haß, die Gier und das Loslassen, Freude, Verzweiflung, Glück und Schmerz. In unbeschreiblicher Virtuosität demonstriert sie uns dieses farbenprächtige, vielfältige Spiel verschiedensten Erlebens.

Das Zusammenspiel zwischen Körper, Seele und Geist gleicht einem riesigen Orchester, welches die verschiedensten Instrumente ineinanderverwebt, zuweilen einzelne Töne hervorhebt, immer aber in ein Ganzes einfügt und als Zusammengehörendes miteinander verbindet. Ist einer dieser drei Bereiche nicht voll entfaltet, so wirkt es sich unvermeidlich in der Klangfülle aus. So gleicht ein Mensch, der sich besonders stark im Körperlichen verwirklicht, einem Orchester, bei dem vorwiegend die rhythmischen Elemente zu hören sind, die auch den Körper in erster

Linie ansprechen und in Bewegung bringen. Die Vorliebe für die stark rhythmisch betonte Musik fällt nicht zufällig vor allem auf eine Altersgruppe, die ganz intensiv damit beschäftigt ist, im Körperlichen, im Ausdruck über die Leiblichkeit eine Identität zu finden. In diesem körperlich-rhythmischen Bereich pulsiert die sexuelle Energie wie ein reißender Fluß, der gelegentlich über die Begrenzung des Ufers hinausschäumt, ungezügelt im urgewaltigen Kraftfeld menschlicher Bewußtlosigkeit. Werden den rhythmischen Elementen noch Klänge des Seelischen hinzugefügt, durch Klangbilder, die vor allem Gefühle anrufen, aufrufen, in Bewegung bringen, dann wird die Energie, die sich zunächst im körperlichen Getriebensein äußerte, erweitert und auf Seelisches ausgedehnt. Es sind die Geigenstriche der Seele, die uns rastlos machen, sehnend, suchend, leidend, was sich in einer derartigen Vehemenz äußern kann, daß Menschen dadurch veranlaßt werden, lebenslang auf der Suche nach etwas zu sein, nach etwas, was nicht einmal genau benannt werden kann und uns in verschiedensten Richtungen suchen läßt, wie etwa nach einem ergänzenden Du, nach Ruhm, nach Erfolg, nach Reichtum. In der Kombination mit den dumpf dröhnenden Trommelschlägen, die unser Körperhaus erbeben lassen, geraten wir unweigerlich auf einen Weg, der uns nach körperlich orientierten Auswegen suchen läßt, z. B. in der Liebe, in inniger Umarmung von Körper und Seele. Jeder, der eintaucht in den Versuch, körperlichen Hunger und seelischen Durst mit körperlicher und seelischer Nahrung zu stillen, wird enttäuscht, muß enttäuscht werden. Und das ist gut so. Innerhalb des körperlichen und seelischen Bereiches kann es keine Beheimatung geben, allenfalls kurze Rastmomente.

Dennoch können wir unsere seelischen Kräfte nicht einfach verkümmern lassen, um dadurch dem vielfältigen Hin- und Hergerissen und Getriebenwerden zu entgehen. Wenn wir seelisch vertrocknen, begrenzen wir den weitgefächerten Bereich, aus welchem die Antriebskraft hervorgeht und uns zu Suchenden macht. Und genau diese Haltung benötigen wir, um nicht in der Bequemlichkeit des Alltags zu erschlaffen, zu erlahmen, vor uns hinzudösen. Wir brauchen die Antriebskraft des nach etwas Sehnenden, die uns aufbrechen läßt, die uns suchen läßt. Wir sind schließlich nicht auf der Welt, um im weichgepolsterten Sessel vor dem Fernsehschirm Pommes-Chips zu essen und dabei zu verblöden. Wir sind auf der Welt, um zu wachsen und zu werden. Jede Krise, jedes Leiden ist eine wertvolle Hilfe, sich nicht irgendwo untätig niederzulassen und das Ringen um weitere Entwicklung einzustellen. Wir müsen hinuntersteigen bis in die geheimste Seelenfalte hinein, in die dunkelsten, verborgensten Winkel, wir müssen uns in die gewaltige Woge körperlicher, sexueller Ereignisse einlassen, um stets mit dem uns Bewegenden in Verbindung zu bleiben. Denn dieses Ruhelose, Suchende, Sehnende ist es, was uns auf unserm Weg vorantreibt und uns suchen läßt, und nur wer sucht, der findet.

Aus dem Seelischen erhalten wir also den drängenden Impuls, nach etwas zu suchen, das wir zwar nicht benennen können, von dem wir lediglich wissen, wie es sich anfühlt, wenn wir es nicht besitzen, und wie sehr wir darunter leiden, wenn wir es verlieren. Es ist ein Sehnen nach dem irgendwo Aufgehobensein, nach Beheimatung. Wir werden oft ein halbes und unter Umständen ein ganzes Leben lang dazu getrieben, das Gefühl der Heimatlosigkeit loszuwerden und sind bereit, alles nur Erdenkliche zu unternehmen:

Ich suchte es in fernen Breiten,
in andern Ländern, fremdem Licht,
ich suchte es in Meeresweiten
doch ich blieb heimatlos,
ich fand es nicht

Ich suchte es in lauten Festen,
in rhythmischer Musik, Tanz, rotem Wein,
ich suchte es in heißen Liebensnächten,
doch blieb ich heimatlos,
ich fand nur Schein.

Ich suchte es im ewige Treue schwören
aus sehnend, hoffnungsvoller Brust,
auch sucht' ich es in Hochzeitschören,
doch blieb ich heimatlos,
fand ausgebrannte Lust.

Dann suchte ich es in schillerndem Besitze,
In Edelsteinen, Gold und Pracht,
auch sucht' ich es auf der Erfolgesspitze
doch ich blieb heimatlos,
und fand nur Macht.

Da ließ ich ab von diesem rastlos Sinnen
und wandte mich ganz zu mir hin,
und fand in mir, tief in mir drinnen,
das wundersame Wort:
Ich bin.

Ich bin. Das sind die höchsten Schwingungen des gesamten Orchesters. Es schwingt sich über sämtliche materiellen Begrenzungen hinaus, in das Licht, in die kristallinische Wachheit und Klarheit hinein, Ausdruck des geistigen Prinzips. Das Universum im Ich, im Licht zu erkennen, die äußere Wirklichkeit als Gleichnis zur inneren zu erfahren. Sich im Geistigen identifizieren, heißt mit der inneren Wirklichkeit einverstanden sein, die innere Welt als das Eine, als das einzig Wirkliche anzuerkennen. Sich im Geistigen beheimaten, bedeutet, niemals mehr heimatlos zu werden, immer mit sich einig zu sein, eins zu sein mit dem Allumfassenden.

Die Wechseljahre drängen uns aus der Verdunkelung der Leiblichkeit des Sehnend-Seelischen hinauf in die hellen, lichthaften Räume des Geistes. Sie fordern uns auf, diesen Weg, der für die Menschen bestimmt ist, zu gehen, um die Menschwerdung zu vollziehen.

6. Herausstreten aus der geschlechtlichen Halbheit in die Ganzheit

Wir werden als Mädchen geboren, als Mädchen erzogen mit mehr oder weniger fixen Vorstellungen der Eltern und Erzieher, wie ein Mädchen zu sein hat, wie es werden sollte, damit wir einst zu Frauen werden, die sich nahtlos in die bestehende Ordnung einfügen lassen. Möglichst ohne viel Lärm und Auflehnung.

Die Frauenbewegung hat sich dieses Mißstandes beherzt angenommen und sich für die Gleichberechtigung und Gleichstellung der Frau eingesetzt. Frauen kämpften engagiert, mutig, konsequent. Sie hatten eine versteinerte Front aufzuweichen, hartgekochte Männerhirne aus ihren eingeklemmten Denkmustern herauszulösen, tiefschlafende Dornröschen aufzuwecken, die noch immer den Traum vom erlösenden Prinzen träumten. Daß sie dabei zuweilen über ihr Ziel hinausschossen, ist ihnen nicht zu verdenken. Und daß sie sich in der Hitze der Gefechte männlicher Argumentationsmuster bedienten und dabei ihre Qualität des vernetzten, zusammenhängenden Denkens einbüßten, ist als Tribut eines schweren und harten Kampfes zu verstehen.

Die blutigsten Schlachten sind indessen vorüber. Verluste hüben wie drüben. Keine klaren Ergebnisse. Die einen glauben gesiegt zu haben, die andern ebenfalls. Aber alle gebärden sich wie Besiegte, verletzt, gekränkt, beleidigt. Und hier und da Spott, Hohn, Verächtlichkeit. Gar manche ziehen sich ermüdet aus dem Szenarium zurück.

Nun liegt es an uns Frauen, uns nochmals damit auseinanderzusetzen, uns zu besinnen und zu handeln. Nicht Angriffigkeit und Kampfeslust soll uns anführen, sondern Besinnung und Überlegung. Vor allem müssen wir uns mit dem bedauerlichen Irrtum befassen, Mädchen und Buben seien in ihrer Ausgangslage grundsätzlich gleich, ihr Verhalten wäre absolut übereinstimmend, würden sie gleichermaßen gefördert und gleichen Bedingungen ausgesetzt, alles sei nur angelernt, eingetrichtert, übergestülpt. Eine derartige Denkweise hat sich bereits aus dem inneren Wissen abgekoppelt und richtet sich nach linear-mechanistischem Denken. Und dabei geht unser Urwissen verloren. Schau zum Himmel, betrachte die Sonne in ihrer Gesetzmäßigkeit, wie sie mit ihren Strahlen hineindringt in die Erde, durch das Laubkleid der Bäume und Pflanzen hindurch, wie sie sich durchsetzt und sich nicht hindern läßt durch irgendwelche abgrenzenden Abschirmungen und Schutzmöglichkeiten. Betrachte den milden Schein des Mondes am nächtlichen Firmament, laß Dich ganz ein in dieses Umfangende, Bewahrende, Trostspendende, fühle, was sich da in Dir ansprechen läßt. Stell Dir die strahlende Sonne am nächtlichen Himmel vor; und es wäre keine Nacht mehr vorhanden. Stell Dir den Mond am hellichten Tageshimmel vor; und Du könntest den Mond nicht mehr sehen. Das weibliche Prinzip paßt sich der Umgebung an, das männliche hingegen verändert sie und bestimmt über sie.

Betrachte den Körper einer Frau. Betrachte den Körper eines Mannes, und versuche, Dich in den männlichen hineinzufühlen. Ich habe mich einige Zeit mit diesem Thema beschäftigt, indem ich mich in meiner Vorstellung in den Körper eines Mannes hineinfühlte. Es wollte mir zwar nie so richtig gelingen, lediglich in flüchtigen Ansätzen und leisen Ahnungen. Eines wurde mir dabei aber klar, es fühlt sich grundsätzlich anders an, ob ich an der untersten Stelle meines Leibes eine Öffnung habe oder etwas, das sich nach außen richtet, sich sogar aufrichten kann, kampfesmutig, angriffig, verteidigend oder wie man das nun nennen will. Es fühlt sich anders an, in einer eckigen Behausung zu wohnen als in einer, die sich überall in abgerundeter Begrenzung in das Angrenzende einfügt, einpaßt.

Das sind Naturgesetze, und wir können sie nicht einfach wegideologisieren!

Damit sage ich aber nicht, wir seien nun einfach mal zur Unterdrückung geboren. Diese Problematik ist etwas ganz anderes, und wir müssen diese Anstrengung nun einmal auf uns nehmen und uns ein paar grundlegende Gedanken darüber machen, um zwischen von außen aufgepfropfter Unterdrückung und innerer, weiblicher Wesenhaftigkeit für Anpassung klar zu trennen. Die Unterdrückung, Einengung, Bevormundung der Frau hat letztlich soviel mit dem weiblichen Prinzip zu tun wie Zerstören durch militärische Aktionen mit demjenigen des männlichen. Dies sind Auswüchse, Verformungen! Was hat die Angst der Frau vor Unabhängigkeit mit mondenhafter Zurückhaltung zu tun! Was hat Dulden und Ertragen mit Anpassungsfähigkeit zu tun? Nichts! Es sind Überzeichnungen, die so weit gehen können, daß sie sogar an die Grenze der Karikatur gelangen. Wie dies ja bei Auswüchsen der männlichen Kraft genauso geschehen kann. Wenn diese elementaren Eigenschaften in eine Überzeichnung hineingeraten, dann wird aus dem Aufnehmenden ein Einfach-alles-Hinnehmendes, aus dem Fürsorgenden ein Sichvergessendes, aus dem Lebenbewahrenden und -behütenden Vorenthaltendes und Entziehendes und aus dem Gewährenden ein Alles-sich-Gefallenlassen. Das aber sind nicht etwa weibliche Wesenszüge, sondern es sind Frauenkrankheiten, die es zu durchschauen gilt und an denen gearbeitet werden muß.

Nun, in manchen Bereichen muß das Pendel zuerst mal gehörig auf die andere Seite ausschlagen, um sich dann dort einzuschwingen, wo es eigentlich hingehört.

In der ersten Lebenshälfte sind wir sehr stark damit beschäftigt, uns in unserer weiblichen Identität zu verwirklichen. Und wenn wir dies tun, geraten wir unweigerlich in eine mehr oder weniger heftige Auseinandersetzung mit weiblichen und männlichen Rollen, über die Aufgaben sowie über die Erwartungen, die damit verbunden sind. Vielleicht finden wir es ungerecht, wenn wir nachts zum zehnten Mal aufstehen müssen, um das weinende Baby zu beruhigen, während der Gemahl ungestört weiterschläft, oder wir beginnen uns dagegen aufzulehnen, daß wir Tag für Tag einen Haushalt besorgen müssen, während er seinen beruflichen Erfolg in sich hineintrinkt. Vielleicht sind wir darüber frustriert oder finden das alles in Ordnung, leiden aber gelegentlich an depressiven Verstimmungen und wundern uns darüber, wo wir doch offensichtlich keinen Grund dazu haben und eigentlich glücklich und zufrieden sein sollten. Haben wir keine Kinder oder sind wir nicht verheiratet, ändert sich die Grundproblematik auch nicht entscheidend. Wir sind so oder so damit beschäftigt, uns als Frau, wie auch immer, in bezug auf den Mann zu definieren, den Partner, den Freund, auch dann, wenn keiner vorhanden ist. Junge Mädchen können sich ihre Zukunft kaum ohne einen Mann an ihrer Seite vorstellen. Ihr ganzes Leben, oft bereits durch die halbherzig getroffene Berufswahl demonstriert, zielt auf ein Leben mit einem Mann zusammen hin. Eine tragische Verformung dieses Wunsches zeigt sich in der passiven wartenden Haltung auf den Mann, der ihr Leben in seine Hand nimmt, für sie sorgt, verantwortlich ist für ihr Glück, für sie Entscheidungen trifft und alles, was die Welt an Leistungen fordert, von ihr abwendet, indem er es übernimmt. Dieses Verhalten, diese Passivität, diese Unfähigkeit, sich für sein Leben einzusetzen, für seine Existenz selbst aufzukommen, hat nichts mit Weiblichkeit schlechthin zu tun. Es ist eine Überzeichnung, die aber durch unsere gesellschaftlichen Normen und Werte heftig unterstützt wird und deshalb in ihrer Bearbeitung auch recht hartnäckig ist.

Das Sehnen und Sich-hingezogen-Fühlen zum andern Geschlecht ist eine völlig naturgemäße Angelegenheit. Ebenfalls die damit in Verbindung gebrachten Ziele, mit einem Partner zusammenzuleben oder eine Familie zu gründen. In unserem Sprachgebrauch wird der andere auch als „die bessere Hälfte“ bezeichnet, was ja eigentlich eine ganz tiefe Wahrheit in sich trägt. Denken wir an die Sonne und den Mond, an den Tag und die Nacht, so ist das doch recht einleuchtend, Mann und Frau ebenfalls als Hälften eines Ganzen zu sehen.

Das Verlangen nach dem Gefühl des Ganzseins ist bei vielen Menschen derart heftig, daß sie ohne weiteres dazu bereit sind, sich mit einer Ergänzung zu begnügen, die kaum oder nur teilweise ihrem Anteil entspricht. Im Anflug der ersten Verliebtheit eilt die Phantasie zu Hilfe und ergänzt großzügig das Fehlende oder Andersartige nach den Vorstellungen und Wünschen, und dieses Gebilde verleiht einem dann das erlösende

Gefühl, mit Hilfe des anderen ganz zu sein, eins zu sein. Entweder es fällt dann bei irgendeiner Gelegenheit auseinander, weil einer der beiden jemand anderes gefunden hat, oder es mündet in eine Beziehung, wo jeder beim anderen das Nichtvorhandene in seine Vorstellungen, Wünsche und Erwartungen einbezieht und sich damit der Auftakt zu einer oft jahrelangen Leidensgeschichte bildet, deren Verlauf sehr unterschiedlich ist. Das Leiden beginnt dort, wo die Phantasie langsam zusammenbricht und man unweigerlich mit den Lücken in Kontakt kommt, die der andere nicht auszufüllen vermag. „Er bringt es einfach nicht", heißt es dann etwa oder, „am Anfang unserer Beziehung war er ganz anders", „jetzt zeigt er sein wahres Gesicht" usw. Trotzdem wird zunächst am Partner festgehalten, es wird gekämpft, oft besessen, mit dem Aufwand ungeheuerlicher Kräfte, um den Partner zu bearbeiten und davon zu überzeugen, wie zwingend es ist, sich zu verändern, sich in diese Phantasie hineinzuentwickeln. Nun, es kann durchaus sein, daß sich der Partner davon überzeugen läßt, weil auch er findet, sein Verhalten sei veränderungswürdig. Dann schöpft man nochmals Hoffnung, oft nur für kurze Zeit, um das Spiel von neuem zu beginnen.

Die meisten partnerschaftlichen Schwierigkeiten sind auf derartige Ausgangssituationen zurückzuführen, wo sich das in der Phantasie vorgestellte Ergänzende als unvollständig und nicht den Wünschen entsprechend herausstellt. Es werden dem andern bitterste Vorwürfe gemacht, er habe einen enttäuscht, man weiß in einem solchen Vorwurfsmoment gar nicht, wie dicht man sich auf die Wahrheit zubewegt. Damit sind die Partner tatsächlich am Ende einer Täuschung angelangt, und wenn sie diese Erkenntnis nun in ihre Eigenverantwortung hineinnehmen, statt sie dem andern vorzuwerfen, als ob er sich, um möglichst gut zu täuschen, ein Gauklerkostüm übergezogen hätte, dann könnte sich daraus ein wahrer Edelstein des Selbsterkennens enthüllen.

Daß wir nicht in der Lage sind, diesen Schritt zu vollziehen und weiterhin sogar über Jahre versuchen, die unvollständige Ergänzung doch noch irgendwie dem anderen abzuringen, zeigt die ungeheuerliche Kraft, die diesem zielgerichteten Streben innewohnt. Wir begründen die Vehemenz eines solchen Vorganges mit dem eigenartigen Begriff der Liebe, von der man in diesem Zusammenhang nicht so recht weiß, was sie bedeutet. Wir wissen lediglich, daß es sich um etwas äußerst Zähes, Unbegründbares, manchmal sämtlichen Widersprüchen Trotzendes handelt und daß selbst vernünftige, intelligente Menschen in unbeschreibliches Leiden hineingeraten können, falls die Liebe vom Partner entzogen wird, bis hin zum Gefühl absoluter Ausweglosigkeit. Menschen in derartiger Verfassung sind meist unansprechbar und kaum für andere Überlegungen zu gewinnen.

Selbstverständlich muß es nicht notgedrungen zu einer Trennung führen. Es werden zum Beispiel auch Versuche unternommen, die klaffenden Lücken zwischen den ergänzenden Polen mit andern Dingen aufzufüllen. Kinder werden in diese Lücken hineingestopft, das mangelnde Ergänzende wird dadurch wenigstens vorübergehend überdeckt. Eine andere sehr beliebte Möglichkeit besteht darin, die unbewohnten Anteile zwischen den Partnern mit irgendwelchen Aktivitäten aufzufüllen, z.B. Tennisspielen oder Segeln oder sonst irgendeine andere Art, sich gemeinsam mit etwas zu beschäftigen, um dadurch nicht ständig auf diese Leerzonen zu stoßen. Ehetherapeuten sprechen dann von gemeinsamen Ressourcen des Paares und verbuchen es bereits als einen therapeutischen Erfolg, wenn das Paar dergleichen ausfindig gemacht hat. Eine weitere hilfreiche Möglichkeit besteht darin, unbesiedeltes Beziehungsgebiet mit Freunden und Bekannten zu kolonisieren. Dieses Paar erkennt man daran, daß es stets vorzieht, den Abend, das Wochenende, die Ferien statt mit dem Partner allein im ergänzenden Freundeskreis zu verbringen, da man allein mit dem Partner schmerzlich auf das Fehlende stößt.

Es ist durchaus möglich, ein ganzes Leben lang in diesen Arrangements zu verbringen, und, was aber leider meist nicht gemacht wird, diese Beziehungskonstellation für seine eigene Entwicklung zu nutzen.

Daß Menschen dennoch in der Lage sind, Jahre, Jahrzehnte in unglücklichen Situationen auszuharren, zeigt, daß hier eine

Energie am Werk sein muß, die sich über Leiden und Verzweiflung einfach hinwegsetzt, sämtliche Vernunftgründe niederreißt und alles sich Dagegensetzende überrollt und besiegt. Was ist denn das für eine gewaltige Urkraft, die sich derartig manifestiert und die sich auch dann nicht geschlagen gibt, wenn äußere Anzeichen längst zur Kapitulation aufrufen oder der Kampfesmutige geschlagen und zutiefst verwundet am Boden liegt, sich jedoch schon bei der nächstbesten sich bietenden Möglichkeit wieder aufrafft, erneut hoffend, sehnend, um sich wieder in neue Verstrickungen und Verflechtungen einzulassen, mit dem geheimen Anspruch auf ein Glück, das sich doch endlich einstellen muß.

Ich verzichte, weitere Stationen des Leidens aufzuzeichnen, die alle in irgendeinem geheimnisvollen Zusammenhang mit der Liebe stehen. Vielleicht hast Du diesbezüglich eigene Erfahrungen, wenn nicht, schau Dich um, und Du wirst alles in reichhaltiger Vielfalt entdecken.

Wenn Du Dir partnerschaftliche Leidensstätten genauer betrachtest, dann fällt Dir wahrscheinlich auf, daß die Partner alles andere vermitteln als etwas, was auch nur im entferntesten mit dem Wort Liebe in Verbindung gebracht werden könnte. Wenn Du Dich mit einem solchen Paar zusammensetzt, und Du übergehst Deine Körperempfindungen nicht, dann kannst Du all die giftigen Pfeile, die beidseitig geschossen werden, auf Deiner Haut spüren. Oder vielleicht wird Dir vom unausgesprochenen Gift übel. Oder es zieht Dir den Magen zusammen, Du spürst einen Klotz im Hals oder Du bekommst Kopfschmerzen. Jeder trägt in seinem Rucksack einen Berg von Kränkungen und Verletzungen mit sich herum, die ihm der andere zugefügt hat, wenn es sich allmählich herausstellt, daß Erwartungsfelder vom andern nicht ausgefüllt werden.

Trotzdem nehmen wir diesen quälenden Weg auf uns, getrieben von einer ungeheuerlichen Sehnsucht, die uns in diese leidgeschwängerten Gefilde hineintreibt. Es ist ein Sehnen, ein Drängen nach dem Du, dem ergänzenden Teil der andern Hälfte. Es ist ein unüberhörbares Verlangen nach dem Andern, dem Ergänzenden, das einem dieses wunderbare Gefühl verleiht, selbst Teil eines Ganzen zu sein, eins zu sein. Und das hat tatsächlich einen bedeutenden Zusammenhang mit der Liebe, wollen wir doch wieder allumfassend, liebend aufgenommen werden im Ganzen. So wie wir das körperliche Wachstum bei einem Kind nicht einfach zum Stillstand bringen können, bis sich die Körpergestalt ausgewachsen hat, so können wir die Sehnsucht in uns nicht anhalten, bis wir das Gefühl erleben, ganz zu sein.

Ehrlichkeitshalber müßten wir wohl oft dem Partner anstelle von „ich liebe dich" zuflüstern: „Ich brauche dich, wenn du dich nicht nach meinen Vorstellungen veränderst, ist mein Urwunsch, mit dir ein Ganzes zu bilden, gefährdet, und das halte ich nicht aus."

Wir benötigen den andern in unserer Halbheit, um die drängende Sehnsucht nach Ganzheit zu stillen, um mit ihm und auch mittels den Kindern ein rundes Gebilde aufrechtzuerhalten, das nach außen wie ein Ganzes aussieht. Die Betroffenen selbst klammern sich an dieses Gerüst wie Ertrinkende. Ich habe manche Frauen durch diesen Prozeß des beinahe unerträglichen Erkennens, daß sich die vermeintliche Liebe lediglich auf das Aufgehobensein in etwas Ganzem bezieht und nicht etwa auf den Partner, begleitet. Der wird zwar gebraucht als wichtiger statischer Anteil des Rahmens. Und ich habe diese Frauen auch in ihren unerbittlichen Ängsten erlebt, loszulassen, sich nochmals zurückfallen zu lassen in ihre eigene Halbheit und in das Gefühl, weit entfernt zu sein vom liebenden Umfaßtwerden eines Ganzen, Runden. Und als wichtigste Grundlage dient mir auch hier meine eigene Erfahrung. Ich habe selbst jahrelang um das Aufrechterhalten einer äußeren Ganzheit gekämpft, festgehalten, hielt es sogar für Liebe, habe gelitten, geweint, getobt, stürzte in tiefste Verzweiflung und wollte dieses Gefährt, welches mir Geborgenheit verhieß, nicht loslassen. Diese Schreckensjahre waren die fruchtbarste Zeit meines Lebens.

Wir haben alle teil am Großen, Einen. Mit dem Sturz in den Körper, in die darin waltende Dunkelheit, gingen uns das Wissen und die Gewißheit verloren, wo wir uns auch immer befinden, aufgehoben zu sein in der großen Schale des Allumfassenden. Das einzige, was uns als Ahnung zurückblieb, ist diese unbeschreibliche Sehnsucht nach Ergänzung, nach Ganzheit, nach einem entsprechenden Gegenseitigen. Unsere geschlechtliche Situation, entweder als Frau oder als Mann zu existieren, unterstützt uns in dem Gefühl, hälftig zu sein und der Ergänzung des anderen zu bedürfen. Der Eintritt in eine menschliche Gestalt fordert den Verzicht der andern Hälfte, sonst könnten wir diesen Körper nicht annehmen. Wir müssen unseren andern Teil, unsere andere Hälfte zurücklassen, zu Hause, vereint im Einen, Großen. So sind wir stets gefühlsmäßig im Zustand des Getrenntseins, des Herausgefallenseins aus der Einigkeit und sind nur von einem einzigen Wunsch beseelt, so schnell als möglich das einigende Sein wieder herbeizuführen. Da der Partner jedoch lediglich die Position einer Stellvertretung des Ergänzenden einnehmen kann, als Statthalter für das Fehlende, müssen wir uns bemühen, selbst diese schlafenden Bereiche in uns zu erschließen.

Dabei hat mir die folgende Übung geholfen, das nach außengerichtete Suchen, und sei es auch nur für einen kurzen Augenblick, nach innen zu verlagern. Falls Du diese Erfahrung machen möchtest, setz Dich an einen ruhigen Ort, mit geschlossenen Augen, aufrechtem Rückgrat, die Hände in den Schoß, rechten Handrücken in die linke Handfläche, die beiden Daumen berühren sich. Stell Dir in Dir einen Raum vor, der zwei Türen hat, sperr sie weit auf, damit Deine Gedanken durch die eine Türe herein und zu der andern wieder hinaus können. Schau Deinen Gedanken zunächst zu, wie sie in Dir aufsteigen, etwa wie Seifenblasen, wie sie an Dir vorbeiziehen, manche tauchen nochmals auf, andere verschwinden, neue tauchen auf usw. Beobachte nur diesen Gedankenfluß, hänge Dich in keinen Gedanken hinein, damit sie alle an Dir vorbeiziehen können. Nach einer Weile schließe jene Türe zu, durch welche die Gedanken hereinkommen, knall sie ihnen aber nicht einfach vor der Nase zu, sondern sei höflich zu ihnen, bitte sie um Verständnis, daß Du für die nächste halbe Stunde keine Gedankenbesucher aufnehmen kannst. Diejenigen Gedanken, die sich noch im Raum befinden, werden sich allmählich durch die Ausgangstüre wegbewegen. Dränge sie nicht; wenn Du sie hinauszuscheuchen versuchst, werden sie sich wie aufsässige Kinder an Dich heften und sich am Rockzipfel festhalten. Also, laß ihnen Zeit. Falls sich ein oder mehrere Gedanken weigern, sich hinauszubegeben, bitte sie ebenfalls, Deinen Innenraum für die nächste halbe Stunde zu verlassen. Sag ihnen, nachher dürften sie wieder hereinkommen, aber im Moment sei es für Dich wichtig, in vollkommener Stille und Ruhe sein zu können. Und dann schließe auch die Ausgangstüre und verweile zuerst in diesem Zustand, nichts zu müssen, von nirgends einer Bedrängnis ausgesetzt zu sein, sondern einfach in Deiner eigenen Stille aufgehoben zu sein. Dann suche in Dir einen Ort, wo Du Dich wohlfühlst, suche ihn sorgfältig aus, taste sämtliche Winkel in Dir ab, vergleiche diese Suche mit einem Haus, in welchem Du einen Lieblingsort auskundschaftest, wo Du Dein eigenes Zimmer einrichten möchtest. Suche diesen Ort in Dir, wo es sich wohl anfühlt, wo Du denkst, hier fühlt es sich heimatlich an, hier lasse ich mich nieder. Vielleicht ist es ein winzig kleiner Punkt, vielleicht ist er etwas geräumiger. Wie auch immer, geh ganz hinein, verweile darin und erlebe diese unbeschreibliche Erlösung, für einen kurzen Moment, und sei es nur für den Bruchteil einer Sekunde, in sich einig zu sein, in sich eins. Aus dem leidvollen Getriebenwerden, Gestoßensein, Hin- und Hergeschleudertwerden, aus der Polarität herauszutreten in die Einigkeit in sich. Dort, wo wir uns eins mit uns fühlen, dort sind wir dem Göttlichen verbunden; es symbolisiert immer das Eine. In sich einen Ort ausfindig zu machen, in dem man sich einig, in dem man sich eins fühlt, bedeutet in sich Göttliches erleben. Jeder Mensch trägt es in sich! Wenn auch zuweilen überwuchert, verwachsen, überdeckt mit Gestrüpp und Unrat, irgendwo ist es immer vorhanden. Wir müssen lediglich die Mühsal auf uns nehmen, danach zu suchen, und die oft aufwendige Arbeit leisten, das Überlagerte aus dem Weg zu räumen.

Als ich im Gefängnis meinen ersten Klienten zur psychotherapeutischen Behandlung zugewiesen bekam, studierte ich zunächst seine Akten. Dabei wurde mir nahezu übel, und ich beantragte beim Sozialpädagogen, der für die Zuweisung verantwortlich war, einen andern Häftling. Ich sagte ihm, das sei denn schon ein starkes Stück, was sich dieser Mann geleistet habe, und ich sei voller Ekel ihm gegenüber. Der Sozialpädagoge ließ sich von mir nicht beeindrucken, er sagte lediglich, ich solle mich entscheiden, ob ich überhaupt im Gefängnis arbeiten wolle. Er könne nicht für mich jene Strafgefangenen mit den besonders lieblichen Delikten heraussuchen. Nun gut, ich sprang ins kalte Wasser. Der Mann, der wegen diverser Sexualdelikte einsaß und seine Opfer zum Teil auf schwerste mißhandelte, eines davon entging haarscharf dem Tod, ließ mich zum ersten Mal aufhorchen. Die Delikte hatte er begangen, daran gab es nichts herumzufeilschen. Aber dieser Mann bestand nicht nur aus diesen Taten! Die standen in seiner Person zwar im Vordergrund wie eine hohe dicke Mauer. Dahinter gab es kleinere, etwas weniger dicke, die sich zum Teil ebenfalls deliktisch in Betrügereien, Diebstahl usw. äußerten. Aber hinter all diesem steinigen Gemäuer, in der hintersten, verborgensten Ecke, da war in ihm ein winziges Etwas, und das war wie ein kleines Licht. Es war etwas Heiles, Ganzes, Unbeschadetes. Und dies habe ich in jeder Zelle gefunden. Bei jedem, sei es ein Mörder, ein Zuhälter oder ein Gewaltverbrecher, überall habe ich dieses Lichthafte gefunden. Und als ich es in jeder Zelle fand, da fing ich an, bei mir zu suchen. Und ich fand da etwas Wunderbares, Unbeschreibliches, mit nichts vergleichbar, wie ein unendlicher Friede in mir, eins in mir, für Sekunden heraustretend aus der Polarität, aus dem Hin- und Hergerissensein zwischen dem einen oder dem anderen.

Ich habe in der Begegnung mit Strafgefangenen wohl das Wichtigste in meinem Leben erfahren. Jeder Mensch besitzt etwas Individuelles, eine Persönlichkeit. Darin unterscheiden wir uns in vielfältigsten Prägungen. Irgendwo aber gibt es etwas in uns, das uns miteinander verbindet, einigt, etwas, das genau auf der Schnittstelle zwischen Gut und Böse liegt. Jedesmal, wenn ich einem Menschen in diesem Bereich begegnete, ereignete sich etwas Erschütterndes. Ich spürte, wie der Strom einer allumfassenden Liebe durch mich hindurchströmte und sich mit dem andern verband. Es hatte nichts mit mir als Person zu tun.

Es hatte nichts mit dem andern als Person zu tun, es konnte jemand sein, der mich im Persönlichen überhaupt nicht ansprach. Es konnte ein Mann sein. Es konnte eine Frau sein. Ich als Person trat völlig in den Hintergrund, ich war nur teilhaftig an einem Umfassenden, das uns als Wesen alle einschließt. Und ich spürte auch, nur in einem solchen Klima kann Therapie, kann Heilung geschehen.

Ich habe immer wieder versucht, mit andern darüber zu sprechen, mit Kollegen und Theologen. Die einen hielten mich für einen etwas sonderbaren Vogel, die andern belächelten meine unprofessionelle Art, über psychische Prozesse zu sprechen. Dann gab ich es auf, mich mit andern darüber zu unterhalten, aber ich hörte niemals auf, in jedem nach jenem wichtigen Ort zu fahnden, wo die Polarität, wo die Entzweiung aufgehoben ist.

Diesen Ort in sich aufzufinden, aufzuspüren, ihn zu erleben, ist der Schlüssel für das Tor zum wirklichen Leben.

> „Jede Erscheinung auf Erden ist ein Gleichnis, und jedes Gleichnis ist ein offenes Tor, durch welches die Seele, wenn sie bereit ist, in das Innere der Welt zu gehen vermag, wo du und ich und Tag und Nacht alle eines sind. ... jeden fliegt irgendeinmal der Gedanke an, daß alles Sichtbare ein Gleichnis sei und daß hinter dem Gleichnis der Geist und das ewige Leben wohne. Wenige freilich gehen durch das Tor und geben den schönen Schein dahin für die geahnte Wirklichkeit des Innern." (Hermann Hesse, Iris)

Die innere Wirklichkeit erschließen, bedeutet, in sich zu entdecken, daß alles, restlos alles, wonach wir in der äußeren Welt trachten und streben, in uns vorhanden ist. Die Sicht dafür ist lediglich getrübt und läßt es uns nicht erkennen, oder nur in nebligen Ansätzen. Was wir jedoch in aller Deutlichkeit und unter anderem auch sehr schmerzlich wahrnehmen, ist die ungeheuerliche Wucht der Sehnsucht nach irgend etwas, das von uns als Verlangen nach einem Partner gedeutet wird. Der Partner, die andere Hälfte, aber ist nichts weiter als ein Gleichnis, es lehrt uns, unsere Sehnsucht nach Ganzheit ernst zu nehmen und zunächst dort zu realisieren versuchen, wo es uns möglich ist, nämlich in der körperlichen und auch in der seelischen Ebene. Die Sexualität unterstützt diesen Vorgang noch anschaulicher. Wir wollen in der sexuellen Vereinigung „eins" werden mit der geliebten anderen Hälfte, und im Moment des Orgasmus verschmelzen wir mit ihm, Grenzen werden aufgehoben, was uns mit einem umfassenden, körperlichen Glücksgefühl umgibt. Diese Augenblicke sind kurz bemessen. Aber sie vermitteln uns eine Ahnung vom Erleben, eins zu sein, einig zu sein. Denn die sexuelle Begegnung mit dem andern ist zugleich eine Begegnung mit der Möglichkeit, die Zweiheit, wenigstens für einen kurzen Moment, aufzuheben. Sie ist ebenfalls gleichnishaft als Skizze im Körperlichen angelegt. Wir können zwar mit dem Geliebten für kurze Momente eins werden, danach stürzen wir wieder zurück in unsere geschlechtliche Halbheit, wo jeder für sich in seiner Hälftigkeit weiterexistiert.

Nach dieser stets wiederholenden Entzweiung beginnt sich, bewußt oder unbewußt, der Wunsch nach stetigem Vereinigtsein drängend und zielstrebig bemerkbar zu machen. Aus der Vereinigung der beiden Pole wird das einigende Dritte angerufen und, ohne daß einer der beiden Partner bewußt ein Kind zeugen wollte, entsteht es. Die Sehnsucht nach dem Vereinigenden übergeht Überlegungen nach der Realisierbarkeit eines Kindes, sie folgt unbewußten Wünschen und Sehnsüchten und setzt sich über alle vernunftmäßigen Einwände hinweg. Das Dritte also, das Kind, das aus der körperlichen Vereinigung entsteht, symbolisiert die Verbindung beider Hälften. Die Zeit der ersten Schwangerschaft gilt zuweilen ganz dieser Vereinigung, dieser Beglückung, die Entzweiung überwunden zu haben und durch das Kind, das Dritte, in stetiger Einigkeit mit dem Partner zu leben.

Die Rückkehr in die unerbittliche äußere Welt tritt bald nach oder bereits vor der Geburt des Kindes ein. Es gibt nichts Unverbindlicheres als Verbindlichkeit auf körperlicher Ebene. Die heiß erhoffte und herbeigesehnte Verbundenheit entpuppt sich im Alltag als Fata Morgana, unter Umständen als Gegenteiliges. Das Kind, als Symbol der Vereinigung, des Einsseins, fordert erneut wieder Entzweiung. Denk daran, wie oft Du Deinen Partner alleine ziehen lassen mußtest, weil das Kind nicht mitgenommen werden konnte und Du deshalb bei ihm bleiben mußtest. Das Verbindende ist nur die eine Seite der Medaille, die andere heißt Zweiheit, gefangen in der Polarität.

So ist auch das Kind nichts weiter als ein Gleichnis für das Einigende, das Dritte in uns, ein Versuch, die Polarität aufzuheben. Alles, was sich hier auf der körperlichen Ebene abspielt, zeigt uns in anschaulicher Weise, in welche Richtung die Entwicklung des Menschen geht. Wir brauchen uns nur dieser Darstellungen zu bedienen und sie auf die innere Wirklichkeit zu übertragen.

Wir durchleben und durchleiden die Sehnsucht nach der Ergänzung, nach der andern Hälfte in der Polarität von Mann und Frau. Und weil wir da nie zum Ziel gelangen, sondern nur in der Entbehrung leben und vom Wunsch beseelt sind, es zu erreichen, vermag uns vielleicht die Gewalt des Leidens aus dieser Ebene hinauszuschleudern in den geistigen Bereich, wo einzig die Möglichkeit dazu gegeben ist, eins zu werden. Nur im Geistigen ist Einigkeit möglich, niemals im Körperlichen.

Die körperliche Verschmelzung mit dem Partner führt uns an das Erahnen einer Verschmelzung und Einswerdung im Geistigen. Der Höhepunkt des Orgasmus lehrt uns einen flüchtigen Vorgeschmack dessen, was die geistige Vereinigung mit dem Allumfassenden, Kosmischen bedeutet.

Alles, was sich in der materiellen körperlichen Welt zeigt, dient als bildhafte Darstellung unseres inneren Weges, den wir zu gehen haben. Die äußere Wirklichkeit ist das von uns Gewirkte. Die geistige Welt indessen erschließt sich uns durch das Umsetzen der durch den Körper dargestellten Lektionen, durch das Durchdringen der Körpermanifestation mit geistiger Kraft.

Damit meine ich nun aber nicht, daß sich das Körperliche im Verhältnis zum Geistigen und Seelischen in einer Minderwertigkeit befindet und man deshalb körperliche Bedürfnisse so schnell als möglich überwinden, schlimmer noch, bekämpfen sollte. Das halte ich sogar für einen verhängnisvollen Trugschluß, der unsere Entwicklung behindert oder sogar ernsthaft gefährdet. Es ist kein Zufall oder irgendeine launische Spielerei der Natur, daß wir mit einer Körperlichkeit ausgestattet worden sind, der Leib ist uns ein guter Lehrmeister, und er führt uns zielsicher durch den anschaulichen Unterricht. Es ist wichtig, uns in die verschiedensten Bereiche einzulassen, ganz und gar in die Lust hineinzugehen, in die Sexualität, in den Taumel der Atemlosigkeit, in die brennende Sehnsucht und das Verlangen nach dem andern! Wie wollen wir denn überhaupt eine Ahnung von diesem wundersamen gleichnishaften Modell des Leibes erfahren, wenn wir uns damit begnügen, die Fußspitze ins Wasser zu halten, um etwas über das Meer auszusagen! Die Vermählung von Finsternis und Licht, von dunklen und lichten Seiten des Daseins, bedingt die Vermählung von Geist und Materie, das dürfen wir nie aus den Augen verlieren.

Als junges Mädchen, etwa um die zwanzig, habe ich mich für kurze Zeit einer religiös orientierten Gemeinschaft angeschlossen. Ich griff wie eine Ertrinkende nach jedem sich mir bietenden Strohhalm. Die Menschen dort waren durchwegs von höchsten moralischen Zielen beflügelt, rund um die Uhr um absolut reinste und erhabendste Tugendhaftigkeit bemüht. Alle waren von tiefgreifender Höflichkeit, dem Guten, dem Reinen und Wahren aufs Innigste zugetan. Nie ein lautes Wort, eine unkontrollierte Gebärde, alles eingebettet in ein lauwarmes Gleichmaß unerträglicher Mittelmäßigkeit. Bei unseren gemeinsamen Treffen überfielen mich regelmäßig die wildesten sexuellen Phantasien. Zuerst dachte ich, ich sei vielleicht krank, übergeschnappt. Wie konnte man inmitten solch edler und guter Menschen derartige Gedanken hegen. Ich stellte mir z.B. vor, wie die wohlgeformten, schlanken Hände des verklemmten, harmlos anmutenden Herrn mit der sanften Stimme der Nachbarin in die Bluse schleichen und sich dort an ihrem üppig, aber züchtig getarnten Busen zu schaffen machten, oder wie der schüchterne Buchhalter, der vor Lauterkeit strotzte, seinen Fuß unterm Tisch der aparten Gemahlin des Referenten zwischen die Schenkel hineinschob. Selbst wenn ich, unter irgendeinem Vorwand, unter den Tisch schielte und mich vergewisserte, daß dies nicht zutraf, wurde ich die Gedanken nicht los. Sobald ich mich jedoch verabschiedete und ich allein im Zug nach Hause fuhr, ließen diese schrecklichen Gespenster unverzüglich von mir ab. Erst nach Jahren, als ich mich mit Psychologie befaßte, begann ich zu begreifen, was damals mit mir geschah. Es wurde mir klar, daß diese Menschen ihre dunklen Seiten unter Verschluß hielten, in ihr innerstes Verließ verdammten und nichts mit ihnen zu tun haben wollten. Wenn mich nun diese abgeschobenen Gesellen durch ihre Vergitterung erblickten und meine Ähnlichkeit mit ihnen erkannten, waren sie nicht mehr zu halten. Sie brachen aus ihrem Gefängnis aus, hefteten sich mir an die Fersen und ließen mich nicht eher los, bis sie wieder wie ausgerissene Hunde von ihren Besitzern zurückgepfiffen wurden. Ich hatte damals sehr viel mehr Kontakt zu meinen dunklen Seiten, zum Schattenbereich. Ich tastete mich an der Traurigkeit und dem Leiden meiner Mutter in die Welt. Dabei geriet ich zuerst in den Wurzelbereich, in das Dunkle, Nächtige, und kannte mich dort besser aus als im Licht. Zugleich war ich als Kind in der Position, zwei weit auseinanderliegende Elternpole zu vereinen, und meine Seele war dazwischen bis zum Zerreißen ausgespannt. Ich hatte als das Einigende auf der einen Seite den 65jährigen, deutschen, zielstrebigen, starken, selbstbewußten Vater, der von sich derart überzeugt war, daß er deutsch am liebsten mit einem „t“ geschrieben hätte, und auf der anderen Seite die um dreißig Jahre jüngere, schweizerische Mutter, schüchtern, gehemmt, voll von Unwert und Minderwertigkeit, aufzubauen; dazwischen verschiedene Töchter meines Vaters aus erster Ehe, die so alt oder noch älter als meine Mutter waren, ein voreheliches Kind meiner Mutter und ein gemeinsames Kind meiner Eltern, um sieben Jahre älter als ich, und dann ich, quasi als eine der letzten Schlußsalven meines Vaters in die Welt gefeuert, als späte Hoffnung, ich könnte dieses Wunder vollbringen, Uneiniges zu vereinen. So bin ich in recht ungenormten Verhältnissen aufgewachsen, kaum Raum, eine heile Welt, wo es nur Schönes, Reines, Erhabenes gab, einzurichten.

Dadurch lernte ich den Hades, das Dionysische, die Unterwelt, die leidvollen Verstrickungen menschlicher Beziehungen früh kennen und kannte mich darin aus wie in meiner Hosentasche. Was wundert es denn, wenn sich die wohlbekannten verwandten Gestalten, die Verbannten, Ausgestoßenen unverzüglich flehend an mich hafteten, hoffend, endlich aus ihrer Verbannung erlöst zu werden. Auf dem Weg ins Licht braucht es die Verwurzelung im Erdenbereich. Dort, wo viel Licht ist, ist naturgemäß auch Schatten. Wir können nicht das eine oder das andere ausklammern. Wir können die Pole dann in uns vereinen, wenn wir sie beide gleichermaßen in uns anerkennen und dadurch in uns einen.

Alles, der ganze Kosmos, ist in jedem von uns enthalten. Was außen ist, ist auch innen. Was oben ist, ist auch unten. Alles ist in uns da. Wir erschließen das Ergänzende in uns, vereinigen es in uns und zeugen in uns, aus uns heraus das Dritte, Vereinigende. In uns ganz, vollständig, heil, werden wir eins mit allem.

Durch die Veränderung in den Wechseljahren werden wir zu hilfreichen Quellen hingeführt. Wir treten aus der Einhälftigkeit heraus, weibliche Hormone gehen zurück, männliche Hormone ergänzen. Härchen an Oberlippe und Kinn machen uns auf diesen Vorgang aufmerksam. Weitere körperliche und seelische Veränderungen unterstreichen die Wichtigkeit des Wechsels, auch unsere Stimme dunkelt etwas nach, zieht sich aus der extremen Position zurück und gleicht sich gegen die Mitte hin an. Wir verlassen das Terrain ausgeprägter geschlechtlicher Halbheit und entwickeln uns mit Hilfe der Wechseljahre als das Vereinigende, Dritte, aus der Einseitigkeit der Weiblichkeit in die Ganzheit des Menschseins.

7. Während die äußere Lebenslinie absinkt, steigt die innere an

Der Lebensverlauf eines Menschen zeigt zwei grundsätzlich unterschiedlich verlaufende Lebenslinien. Da ist einmal diejenige, die den körperlichen Ablauf darstellt, die bis zur Lebensmitte, also dem 38. Lebensjahr allmählich ansteigt und dann wieder absinkt. Der erste Abschnitt wird in der Regel zur Kenntnis genommen, der zweite kaum, und wenn, nur ungern, wenn man nicht mehr darum herum kommt. Altern, Älterwerden, Nachlassen der körperlichen Kräfte ist meist verbunden mit Reduktion der Lebensführung und deshalb mit Einschränkung und Einbuße der Lebensqualität. Von außen betrachtet mag dies wohl so erscheinen und in materieller Ebene trifft dies sogar zu. Der Mensch wird von seinen körperlichen Möglichkeiten her mit zunehmendem Alter immer mehr eingeschränkt.

Ich gehe davon aus, daß der Lebenslauf eines Menschen einen Sinn hat, die einzelnen Phasen und Stationen in seinem Leben wichtige Hilfen sind, den tiefen Lebenssinn zu erfahren und die darin enthaltene Aufgabe zu erfüllen.

Die äußere Welt, unser Tun und Handeln, wie wir das Äußere um uns herum gestalten, ist als Abbild des Inneren zu verstehen. Wo uns die geistige Kraft und die Möglichkeit fehlen, Inneres in die Sprache hineinzugestalten und dadurch zu verstehen, eilt uns die äußere Darstellung zu Hilfe. So inszenieren wir stets unbewußt innere Vorgänge, inneres Befinden, innere Nöte und Leidvolles in anschaulicher Form nach außen, damit wir in dieser Weise besser erkennen können, was sich in uns abspielt. Wir müssen lediglich hinschauen und uns von den Bildern führen lassen, dann erfahren wir alles über unsere innere Welt.

Diese Quelle nicht auszuschöpfen und sich niemals um Beweggründe, die zu einem bestimmten Tun führen, zu kümmern, ist eine Einschränkung der weitgefächerten Möglichkeiten, mehr über sich, über sein Dasein, über seinen Lebenssinn in Erfahrung zu bringen.

Der gesamte Lebenslauf des Menschen verläuft zielgerichtet. Der Lebenssinn wird von der Zukunft bezogen, von unterschiedlich angestrebten Zielen. Nach jedem erreichten Teilziel steckt man sich schnell wieder ein neues und strebt danach, von Etappe zu Etappe, etwa vom Schulabschluß zur Berufslehre oder zum Studium, zum Freund, zur Ehe, zum Kind, zum Auto, zur beruflichen Karriere, zum eigenen Haus, zum Urlaub, zur Reise usw. Irgendwann aber hat man diese Ziele mehr oder weniger alle abgegrast und dabei erlebt, daß eigentlich das dadurch erhoffte Glück nicht lange anhielt, und allmählich, meist mit zunehmender Gestaltung der zweiten Lebenshälfte, wird man gewahr, daß so manches einst verlockende Ziel die Anziehungskraft zunehmend verliert. Mit dem Älterwerden wird die Zukunft kleiner, die Kraft, die sich in Wünsche an das Zukünftige richtete, wird frei und zieht sich zunehmend auf die Gegenwart zurück.

Diese befreite Kraft ist es, die uns wacher werden läßt, die uns dazu veranlaßt, immer mehr Zeit unseres Daseins im Zustand des Wachseins zu verbringen. Um unser Leben und den darin enthaltenen Lebenssinn zu begreifen, müssen wir aufwachen, auftauchen aus der Verdunkelung, in die wir einst hineinstürzten, als wir unsern Geist und unsere Seele in die Nacht und Finsternis der Leiblichkeit einfleischten. Die Verhaftung im Leib wird durch das Älterwerden aufgelockert, wird durchlässiger, körperliche Begierden und Bedürfnisse äußern sich nicht mehr in einstiger unerbittlicher Vehemenz. Die Sinneswahrnehmung verzichtet auf möglichst genaue Aufzeichnung und erleichtert dadurch diesen wunderbaren Vorgang des sich Entkettens aus den Fesseln der Welt. Dieses einst nach außen Strebende, Drängende, Zukünftige sammelt sich immer mehr im Gegenwärtigen. So wird aus dem äußeren Sehen ein inneres Schauen, aus dem Hören nach außen ein Lauschen nach innen, unterstützt durch die Verlangsamung der Bewegungsabläufe, die uns ermöglichen, aus der Schnelligkeit der Eindrücke befreit zu werden und in uns einen Ort zu erleben, wo wir beginnen, wunschlos zu werden. Wunschlosigkeit entsteht aber nur, wo sich Anfang und Ende miteinander verbinden, denn Vergangenheit-Gegenwart-Zukunft sind im Ring der Ewigkeit verschlungen.

Mit zunehmendem Alter erhalten wir also die Möglichkeit, wacher zu werden, umfassender, wissender, zu vergleichen mit einem großen, prächtigen Baum, dessen Wurzeln durch die Gestaltung des nach außen gerichteten Lebens tief in die Erde hinunterreichen und dessen Krone durch die Erschließung der inneren geistigen Welt weit hinaufragt in das Licht.

Wir werden durch das Geschehen der Wechseljahre unmißverständlich dazu aufgerufen, beim Schnittpunkt der beiden Lebenslinien von der körperlichen auf die geistige Lebenslinie umzusteigen. Die Weichen dazu sind in jedem Lebensplan gestellt, vollziehen müssen wir es selbst!

Die innere Lebenslinie zeigt also zur äußeren einen vollkommen andern Verlauf. Durch zunehmende Wachheit, durch besseres Sehen nach innen als nach außen, durch genaueres nach innen Lauschen und durch die körperliche Verlangsamung und den damit verringerten Energieaufwand steigt die innere Kurve nach der Lebensmitte stetig an und überschneidet diejenige der abfallenden, äußeren Lebenslinie. Daß dieses innerlich Werdende die äußeren Kräfte verzehrt, ist unabdingbar. Die Energiekräfte werden umgewandelt. Je mehr die körperliche Kraft dahinschwindet, um so mehr Energie wird freigesetzt für die innere Entwicklung und Reifung. Dann enthüllt sich uns die Wahrheit um den Sinn unseres Lebens, der einzig darin besteht, ein Mensch zu werden, Menschwerdung, im eigentlichen Sinn des Wortes. Mensch aber ist noch nicht, wer beruflichen Erfolg verbuchen kann, wer ein schönes Haus erworben hat und ein gepolstertes Bankkonto besitzt. Dies gehört zum Vorfilm des Lebens, ein Gleichnis, was innerlich zu tun wäre, sich von Stufe zu Stufe weiterzuentwickeln, ein schönes inneres Haus zu erschließen und innerlich reich zu werden, damit wir endlich lernen, nicht dort zu investieren, wo alles einst zurückgelassen wird und der Gesetzmäßigkeit der Vergänglichkeit unterworfen ist. Das einzige, wofür es sich wahrhaftig lohnt zu investieren, ist die Erschließung unserer inneren Wirklichkeit, denn sie bildet die Treppe, auf der wir hinaufsteigen in das Licht, in das Allumfassende, in den Höhepunkt unseres Lebens, wo wir den größten Augenblick unseres Daseins erfahren und uns aus der engen Hülle unseres Körperhauses befreien, wie ein zauberhafter Schmetterling sich aus der Verdunkelung im engen Puppenkleid herausschält und die Schwingen auseinanderbreitet und sich erhebt ins Morgenlicht.

Das Älterwerden ist wie eine große Gnade unserer Existenz, den dahinrasenden Schnellzug der Eindrücke, der Wünsche, der Begierden allmählich langsamer fahren zu lassen, als Bummelzug in gemächlicher Fahrt, der hin und wieder innehält, um dann einst ganz im Gegenwärtigen stehenbleiben zu können, ohne Ziel und Zukunft. Damit wir Zeit und Ruhe finden, uns vorzubereiten auf das große Finale, wo wir uns innerlich in eine geistige Klarheit und Helligkeit hineinentwickelt haben, um ganz und gar gesammelt zu sein für den Absprung in das kristallinische, wunderbare Licht.

Zum Schluß, liebe Leserin, möchte ich noch einige grundsätzliche Gedanken dem Vorangegangenen hinzufügen.

Du wirst bemerkt haben, daß ich mir an manchen Stellen widersprochen habe oder zumindest eine Aussage durch eine andere in ihrer Eindeutigkeit verwässerte. Wenn ich jedoch mir und meiner eigenen Entwicklung treu bleiben möchte, zu ihr voll und ganz stehe, dann muß ich in dieser Weise meine Gedanken äußern. So ist dies hier letztlich auch Zeugnis meiner eigenen Unzulänglichkeit, meiner inneren Auseinandersetzung und vor allem dessen, was noch von mir zu leisten sein wird. Vielleicht vermag es Dich auch zu ermutigen, zum Teil weit auseinanderliegende Pole abzuschreiten, Gegensätzlichkeiten von verschiedenen Gesichtspunkten aus zu betrachten und Dir dabei zu erlauben, mehrere Ansichtsmöglichkeiten in Betracht zu ziehen. Dem Druck standhalten, sich entweder für das eine oder für das andere entscheiden zu müssen, was ja immer bedeutet, sich in der Einschränkung der Polarität niederzulassen, und das heißt, die andere Hälfte ins Dunkle zu verdammen und dadurch einem Teil die Daseinsberechtigung abzusprechen. Damit aber werden wir den Dingen, so wie sie sind, niemals gerecht.

Die Welt an sich ist nicht polar, es ist lediglich unser Bewußtsein, welches nicht in der Lage ist oder sich so verhält, als ob es nicht in der Lage wäre, die Polarität aufzuheben und zu einigen auf einen einzigen Punkt.

Die Jahre des Wechsels, die für uns Frauen mit derart unübersehbaren Zeichen versehen sind, im Gegensatz zu den Wechseljahren des Mannes, bedeuten uns also eine Hilfe von unschätzbarem Wert, unseren Lebenssinn und die damit verbundene Aufgabe zu erkennen. Ohne diesen gewaltigen Einbruch, der sich in einer derartigen Deutlichkeit manifestiert, wären wir wohl kaum in der Lage, den Wechsel der Orientierung und Identifizierung von außen nach innen zu vollziehen. Diese Umorientierung aber benötigen wir zwingend, um unsere Aufgabe vollumfänglich wahrzunehmen und auszuführen.

Das Entscheidende, was wir hier zu leisten haben, ist die Menschwerdung: Vollumfänglich unsere gesamten Möglichkeiten, die wir durch unseren Körper, durch unsere Seele und durch unseren Geist besitzen, auszuschöpfen, uns zu vervollständigen, ganz zu werden, rund und heil.

Es ist wohl auch das Aufregendste, womit wir uns überhaupt beschäftigen und auseinandersetzen können. Es gibt nichts Schöneres und Wunderbareres, als diesen unbeschreiblichen Entwurf menschlichen Daseins zu entdecken und in sich die Anlagen aufzuspüren, in sich den gesamten Kosmos vorzufinden und ihn ins Licht des Bewußtseins zu rücken.

Und hier komme ich nicht umhin, auch mein leises Bedauern auszudrücken, Dich und Deine prächtige innere Welt nicht mitzuerleben. Wie gerne würde ich Dir zuhören, wenn Du von Deinen kostbaren Entdeckungen berichtest! Wie gerne wäre ich dabei, wenn Du Dich in die geistige Welt hineingebärst und zum wirklichen Menschen geboren wirst! Du siehst auch hier, wie stark ich mich einerseits zu diesen Erlebnissen hingezogen fühle und zugleich aber auch eine unbezähmbare Sehnsucht in mir spüre nach dem Ort der absoluten Stille, des Friedens, der Ruhe und Einigkeit in mir.

Wenn wir uns jedoch auch niemals im persönlichen Bereich begegnen werden, so gibt es doch etwas, was uns, Dich und mich und all die andern Wesen miteinander verbindet, wo wir alle eins sind, wo wir uns als Schwester, Bruder, Vater und Mutter in einem verbinden, darin vergehen und in allem wieder auferstehen.

Hinweise auf weiterführende Literatur und Seminare

Ich habe auf eine umfangreiche Literaturliste verzichtet, statt dessen wählte ich jene Bücher aus, die mir in verschiedensten Bereichen geholfen haben.

Die wichtigsten und entscheidendsten Anregungen fand ich in den schriftlich festgehaltenen Vorträgen des Religionsphilosophen Hermann Weidelener. Leider sind bis heute lediglich vier Bücher erhältlich:

- Abendländische Meditation, München 1986, Goldmann Verlag
- Die Götter in uns, München 1987, Goldmann Verlag
- Wege zum Dasein, München 1988, Goldmann Verlag
- Innere Weisheit, München 1989, Goldmann Verlag

Elisabeth Haich regte mich an, tiefer in mich hineinzulauschen:

- Einweihung, Engelberg 1972, Drei Eichen Verlag

In meiner psychologischen Arbeit erhielt ich durch Agnes Wild-Missong die hilfreichsten Impulse:

- Neuer Weg zum Unbewußten, Focusing als Methode klientenzentrierter Psychoanalyse, Salzburg 1983, Otto Müller Verlag

Erika Pluhar und Erica Jong machten mir Mut, zu mir zu stehen, wie ich bin:

- Erika Pluhar, Aus Tagebüchern, Reinbek 1982, Rowohlt (Neue Frau)
- Erika Pluhar, Lieder 1986, Rowohlt Verlag
- Erica Jong, Angst vorm Fliegen, Frankfurt 1976, S. Fischer Verlag
- Erica Jong, Rette sich wer kann, Frankfurt 1985, Fischer-Taschenbuch
- Erica Jong, Fallschirme und Küsse, München 1985, Droemer Knaur

Zum Thema Wechseljahre fand ich lediglich zwei Bücher, die mir hilfreich waren:

- Cadura-Saf, Doritt, Das unsichtbare Geschlecht, Reinbek 1983, Rowohlt Verlag
- Reitz, Rosetta, Wechseljahre, Reinbek 1981, Rowohlt Verlag

Als unumgängliche Pflichtlektüre möchte ich allen Frauen das Buch von Gerhard Amendt empfehlen:

- Die Macht der Frauenärzte oder die bevormundete Frau, Frankfurt 1985, Fischer-Taschenbuch

Die Verfasserin des vorliegenden Buches führt regelmäßig Tagungen sowie berufsbegleitende Kursleiterinnen-Ausbildungen (Blockkurse) zum Thema Wechseljahre durch.

Auskunft und Anmeldung für Tagungen: Schloß Wartensee, CH-9400 Rorschacherberg, Tel. 071/424646.

Information für Ausbildung: Frauenseminar Bodensee, Hauptstr. 82, CH-8280 Kreuzlingen, Tel. 072/727911.

Kurse für Frauen und Männer:

Gesprächsführung; das klärende Gespräch für Partnerschaft, Familie und Beruf.

Schreiben als Selbsttherapie.

Auskunft und Anmeldung: Bodensee-Seminare, Hauptstraße 23, CH-8280 Kreuzlingen, Tel. 072/727911.

Vortragskassetten von Julia Onken: Alkestis-Verlag, Postfach CH-8274 Tägerwilen, Tel. 072/691574 (nur in der Schweiz erhältlich).